Docteur Jacques VIVICORSI

DE LA FACULTÉ DE MÉDECINE DE PARIS

ANCIEN EXTERNE DES HÔPITAUX DE PARIS

[MÉ]DAILLE DE BRONZE DE L'ASSISTANCE PUBLIQUE

De la Rétraction par Ischémie des Muscles fléchisseurs des doigts

(Maladie de Volkmann)

PARIS

LIBRAIRIE DES FACULTÉS

A. MICHALON

10, Rue de Vaugirard, 10 (près l'Odéon)

(Anciennement : 26, rue Monsieur-le-Prince)

1909

DE LA RÉTRACTION PAR ISCHÉMIE

DES

MUSCLES FLÉCHISSEURS DES DOIGTS

Docteur Jacques VIVICORSI
DE LA FACULTÉ DE MÉDECINE DE PARIS
ANCIEN EXTERNE DES HÔPITAUX DE PARIS
MÉDAILLE DE BRONZE DE L'ASSISTANCE PUBLIQUE

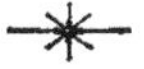

De la Rétraction par Is des Muscles fléchisseurs des doigts

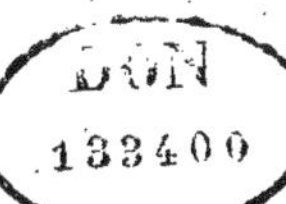

(Maladie de Volkmann)

PARIS
LIBRAIRIE DES FACULTÉS
A. MICHALON
10, Rue de Vaugirard, 10 (*près l'Odéon*)
(*Anciennement : 26, rue Monsieur-le-Prince*)
1909

A LA MÉMOIRE DE MON ONCLE

LE CAPITAINE J. VIVICORSI

CHEVALIER DE LA LÉGION D'HONNEUR

Pieux témoignage de profonde reconnaissance.

A MON ONCLE DÉVOUÉ

VALÈRE VIVICORSI

Témoignage de vive affection.

A MON MAITRE ET PRÉSIDENT DE THÈSE

MONSIEUR LE PROFESSEUR PIERRE DELBET

PROFESSEUR DE CLINIQUE CHIRURGICALE A L'HÔPITAL NECKER
CHEVALIER DE LA LÉGION D'HONNEUR
MEMBRE DE LA SOCIÉTÉ DE CHIRURGIE

INTRODUCTION

Au mois de décembre 1907 nous avons eu l'occasion d'observer dans le service de M. le professeur agrégé Jalaguier un enfant de 8 ans atteint de maladie de Volkmann.

Sur les conseils de notre maître, M. le Dr Victor Veau, chirurgien des Hôpitaux, assistant de M. Jalaguier, nous nous sommes proposé d'étudier dans ce travail inaugural l'affection que le chirurgien allemand a isolée dès 1875.

Après avoir indiqué ce que l'on doit entendre par maladie de Volkmann et en avoir tracé brièvement l'historique nous en étudierons l'étiologie, l'anatomie pathologique, la pathogénie ; nous insisterons davantage sur sa symptomatologie et son traitement.

Nous ferons suivre cette étude de l'observation du malade que nous avons pu examiner ; nous donnerons ensuite un résumé des observations qu'il nous a été possible de recueillir dans la littérature médicale.

Mais avant de commencer ce travail nous devons

exprimer notre gratitude à tous ceux qui ont contribué à notre éduction, et aux maîtres éminents à l'école desquels nous avons acquis nos connaissances médicales.

Nous n'oublierons pas les leçons savantes, précises et toujours originales de notre maître M. le professeur Pierre Delbet. Après nous avoir permis de suivre son intéressant service en qualité d'externe il a bien voulu accepter la présidence de cette thèse. Nous apprécions beaucoup cette marque d'estime et nous le prions de vouloir bien recevoir nos plus sincères remerciements pour le grand honneur qu'il nous a fait.

M. le Dr Victor Veau a été pour nous le plus bienveillant des maîtres; il nous a inspiré le sujet de notre thèse et nous en a beaucoup facilité l'exécution. Nous lui en serons toujours reconnaissant.

Nous avons été l'élève de M. le professeur agrégé Méry, médecin de l'hôpital des Enfants-Malades; nous lui devons ce que nous savons en médecine infantile et l'en remercions sincèrement.

Nous savons gré à M. le Dr Albert Mathieu de nous avoir admis comme externe dans son service de l'hôpital Saint-Antoine où nous avons étudié avec profit les maladies de l'estomac et de l'intestin.

Nous adressons aussi nos meilleurs remerciements à :

M. le Dr Mosny, médecin de l'hôpital Saint-Antoine;

M. le Dr Walther, chirurgien de la Pitié;

M. le Dr Petit, médecin de l'Hôtel-Dieu;

M. le Dr Tissier, accoucheur de la Charité.

I

Ce que l'on doit entendre par maladie de Volkmann. Les noms qui lui ont été donnés

On observe quelquefois à la suite d'une fracture du bras ou de l'avant-bras une flexion permanente des doigts. Ceux-ci forment une véritable griffe et les tractions les plus énergiques ne peuvent parvenir à les étendre. Les mouvements sont cependant conservés ; mais ils ne peuvent être exécutés que dans certaines conditions que nous préciserons ensuite.

Cette affection a été désignée par des noms différents.

Volkmann qui l'a étudiée le premier lui a donné le nom de *paralysie et contracture ischémiques.* Cette dénomination a été acceptée par un grand nombre d'auteurs (Leser, Keferstein, Powers) ; d'autres au contraire ne conservent qu'un des deux termes de cette dénomination et décrivent cette maladie tantôt comme une paralysie ischémique (Page), tantôt comme une contracture (*contracture de Volkmann.* Ward Dudgeon). En France Cheinisse lui a donné le nom de « contracture ischémique » et c'est sous le même titre que le professeur Denucé (1) de Bordeaux a publié son récent article.

Si on tient compte des lésions anatomiques qui permettent de mieux interpréter les symptômes on constate qu'il n'y a dans la maladie de Volkmann ni paralysie, ni contracture.

Il y a bien comme dans la paralysie une abolition ou une diminution de la motricité du membre atteint, mais les muscles ne donnent pas la réaction de dégénérescence et peuvent reprendre leurs fonctions si on corrige la rétraction.

Le mot contracture prête à confusion. Dans la maladie de Volkmann les muscles fléchisseurs immobilisent les doigts et leur impriment une position analogue à celle qu'on observe dans la contracture des hémiplégiques. Mais dans cette dernière variété de contracture ou contracture vraie :

1° *La contracture des muscles ne peut plus se relâcher sous l'influence de la volonté ;*

2° *Le muscle n'est pas altéré dans sa structure ;*

3° *La contracture disparaît, si par l'anesthésie profonde du malade on fait cesser l'excitation nerveuse qui maintient le muscle en état de contraction.*

Or la maladie que nous étudions se traduit par des symptômes tout à fait inverses de ceux de la contracture et caractéristiques d'une rétraction musculaire.

1. Denucé. *Revue d'orthopédie*, janvier 1909.

1° *Les doigts repliés en griffe peuvent être étendus volontairement dans la flexion forcée du poignet ;*

2° *La structure du muscle est altérée ;*

3° *La narcose chloroformique ne modifie en rien l'attitude vicieuse des doigts.*

Comme le dit Ch. Richet (1) la contracture vraie dépend d'une cause physiologique (*excitation nerveuse par dégénérescence du faisceau pyramidal*).

La rétraction musculaire dépend d'une cause anatomique (*transformation du muscle en une masse fibreuse*).

Pour toutes ces raisons nous n'adoptons pas les mots paralysie et contracture, et nous décrirons la maladie de Volkmann comme une *rétraction des muscles fléchisseurs.* A la vérité nous verrons à la symptomatologie que les fléchisseurs ne sont pas les seuls à se rétracter. Les pronateurs participent à la lésion ; mais dans la crainte de compliquer la dénomination de la maladie nous ne voulons retenir que la lésion des fléchisseurs qui est constante et toujours prédominante.

En raison de l'étiologie de la maladie nous conservons le terme d'*ischémique* donné par Volkmann pour bien montrer que cette lésion toujours traumatique est due à un arrêt momentané de la circulation.

1. Ch. Richet. Dictionnaire de physiologie (*article* contracture).

HISTORIQUE

La rétraction des fléchisseurs des doigts due à la compression produite par les appareils plâtrés semble avoir été observée depuis longtemps.

En 1842 deux cas très nets furent rapportés à l'Académie de Médecine au cours d'une vive discussion sur la ténotomie engagée entre Bouvier et Guérin. (V. *Bulletins de l'Académie de Médecine*, 1842-43, p. 129). Mais ces cas isolés ont passé inaperçus des chirurgiens et il faut arriver jusqu'à Volkmann pour avoir une étude complète de l'affection qui nous intéresse. C'est cet auteur qui a eu le mérite d'en décrire d'une façon précise les symptômes et le mode d'évolution. Il a insisté sur l'origine ischémique des troubles observés et montré quel fâcheux pronostic ils comportent.

Quatre ans après, en 1879, Kraske élève de Volkmann, publie un cas de rétraction des fléchisseurs causée par le froid et décrit les lésions histologiques des muscles atteints.

En 1881, VOLKMANN (1) résume ses idées en propositions brèves mais substantielles, insistant beaucoup sur la nature myogène des lésions. Trois ans après Le-

1. *Centralblatt fur chirurgie*, 1881, page 801.

ser écrit une monographie rapportant sept observations nouvelles et vingt-trois expériences sur les animaux.

Ce travail est très important au point de vue clinique, anatomo-pathologique et expérimental. « Aussi beaucoup d'autorités allemandes désignent la rétraction des fléchisseurs sous le nom de maladie de Volkmann-Leser. » Powers). Leser ne s'occupe pas beaucoup du traitement et se borne à émettre l'idée qu'on pourrait obtenir quelque résultat par l'extension forcé des fléchisseurs sous le chloroforme. Des cas nouveaux sont rapportés par Niessen, Hildebrand Davidsohn, Pingel et publiés dans la thèse de Keferstein (1893).

Du travail de Leser à la thèse de Keferstein c'est-à-dire dans l'espace de dix ans, peu de progrès ont été accomplis au point de vue thérapeutique. Les chirurgiens se bornent à corriger la flexion des doigts en imprimant, sous la narcose, de violents mouvements d'extension aux membres atteints de rétraction musculaire.

Heineke (th. de Davidsohn) avait fait cependant dès 1891 une élongation des tendons mais, cette première tentative d'un traitement chirurgical ne fut pas suivie, ainsi que le témoignent les observations de Keferstein.

Henle, élève de Mikulicz, rapporte un cas de maladie de Volkmann pour laquelle il réséqua un fragment de chacun des deux os de l'avant-bras.

De 1896 à 1906 parurent une série de revues et d'observations anglaises.

On se rend compte, dit Powers, que les chirurgiens se préoccupent surtout de la difformité résultant de la rétraction des fléchisseurs et s'efforcent de la corriger par des méthodes orthopédiques. Ils ont recours le plus souvent à l'élongation des tendons.

A partir de 1906 les Américains commencent avec Fergusson à étudier et à traiter la maladie de Volkmann.

Powers, en 1907, en fait une revue générale et relate d'une façon succincte tous les cas qu'il a pu recueillir.

Au mois de septembre 1908 Taylor publie un cas nouveau dans les *Annals of Surgery* et montre les bons résultats que l'on peut obtenir de la résection des deux os de l'avant-bras si on institue ce traitement en temps voulu et si on le fait suivre d'exercices et de massages longtemps prolongés.

Les travaux publiés en France sur ce sujet sont encore peu nombreux. Dans les traités de chirurgie les plus complets on fait à peine mention de la maladie de Volkmann et on la considère comme une complication des fractures. MM. Patel et Vianney en parlent dans un article consacré à la rétraction des fléchisseurs en général. M. Cheinisse en fait une revue générale dans la *Semaine médicale*. Les frères Martin rapportent au Congrès de chirurgie de Paris (1903) les observations de deux enfants atteints de maladie de Volkmann et auxquels ils ont appliqué leur méthode de traitement.

Le *Journal de chirurgie* donne le résumé de nombreuses observations étrangères ou françaises.

Enfin le 1er janvier 1909 a paru dans la *Revue d'orthopédie* un excellent article du professeur Dénucé de Bordeaux.

ÉTIOLOGIE

Causes prédisposantes :

Age. — La maladie de Volkmann est une affection assez rare ; elle se rencontre presque toujours chez des enfants de 3 à 12 ans. Elle est rarement observée au delà de 25 ans. Le plus âgé des malades dont nous publions l'observation avait 34 ans (obs. 14).

Sexe. — Les garçons sont plus souvent atteints que les filles sans doute parce que ceux-là s'adonnent à des jeux plus violents ou plus dangereux qui les exposent davantage aux traumatismes.

Causes occasionnelles :

Les faits cliniques démontrent que la rétraction des fléchisseurs se produit presque toujours à la suite d'une fracture des membres supérieurs. Il s'agit soit d'une fracture des deux os de l'avant-bras ou d'un seul d'entre eux, soit d'une fracture du tiers inférieur de l'humérus au voisinage de l'articulation du coude.

Sur 50 cas nous trouvons 17 fois une fracture des

deux os de l'avant-bras, 6 fois une fracture du radius et 20 fois une fracture du bras ou du coude.

Pour les autres cas diverses causes interviennent et l'on a vu la rétraction musculaire suivre :

1° *L'application prolongée de la bande d'Esmarch* (Wallis) (obs. 43).

2° *L'exposition des membres à un froid très rigoureux* (Kraske) (obs. 3).

3° *La contusion violente de l'avant-bras par un corps lourd, comme le cadre d'un métier à tisser* (Ward) *ou un marteau de forgeron* (Dudgeon) (obs. 31).

4° *La blessure de l'humérale par un instrument piquant; son inclusion dans un tissu fibreux cicatriciel qui en rétrécit le calibre* (Petersen) (obs. 12), *sa ligature, sa compression.*

Ces cas peu fréquents se rencontrent surtout chez les adultes. Nous nous demandons si ces cas exceptionnels doivent rentrer dans le cadre de la maladie que nous décrirons.

Nous les comprendrons comme nos devanciers mais en faisant des réserves au sujet de la nature exacte de l'affection.

Volkmann (obs. 2) a décrit chez un adolescent de 16 ans un cas de sa maladie consécutif à une compression trop serrée appliquée pour une hydarthrose du genou. Il dut faire la ténotomie du tendon d'Achille ; mais les termes de son observation sont peu explicites et nous nous demandons si en faveur d'un cas isolé on doit élargir à ce point le cadre de l'affection qui nous occupe: D'autant plus que la rétraction du tendon d'Achille est un fait tellement banal chez les enfants immobilisés que nous sommes porté à réserver le nom de maladie de Volkmann à la seule rétraction ischémique des fléchisseurs des doigts. Peut-être y a-t-il analogie de ces cas exceptionnels avec la maladie de Volkmann mais nous ne les y rangeons pas.

ANATOMIE PATHOLOGIQUE. PATHOGÉNIE

Anatomie pathologique. — Les muscles sont transformés en une masse fibreuse ; le nombre des fibres contractiles est considérablement diminué et un bloc cicatriciel non dissociable s'est substitué aux faisceaux distincts des fléchisseurs des doigts.

Leur aspect est tout à fait différent de celui des muscles bien irrigués des enfants ; ils sont pâles, jaunâtres, couleur de foie cuit.

Petersen intervenant constate que les muscles sont durs comme du bois et crient sous le couteau. Ils ne donnent pas au moment de la section les secousses fibrillaires qui accompagnent toujours la section des muscles sains ; cette section donne lieu à un écoulement sanguin à peu près nul.

L'examen histologique fait par Wilder (obs. 48, Powers) a montré une grande hyperplasie du tissu conjonctif autour des faisceaux de fibres musculaires normales et même entre chaque fibre. Ce tissu conjonctif est dense et formé d'éléments adultes ; il contient un petit nombre de vaisseaux sanguins ayant pour la plupart des parois bien développées. Le tissu fibreux est si abondant qu'en beaucoup d'endroits le tissu musculaire est absent et là où il persiste, il est atrophié et fragmenté. Un grand nombre de fibres ont perdu leurs noyaux et leurs stries transversales, ce qui leur donne l'apparence de larges rubans de tissu fibrillaire délicat.

D'autres fibres musculaires ont une apparence homogène et transparente avec une affinité marquée pour les couleurs acides. Leur aspect et leurs réactions sont une forte présomption en faveur d'une dégénérescence hyaline.

La préparation à l'acide osmique montre une infiltration graisseuse modérée ; elle est plus accentuée entre les fibres conjonctives qu'entre les fibres musculaires.

Pathogénie. — Malgré le nombre des travaux qui ont été publiés, malgré les théories si dissemblables qui ont été émises sur la nature de la maladie de Volkmann on peut dire que sa pathogénie exacte en est des plus simples. Elle est due à la *nécrose aseptique de la substance contractile suivie de réaction cicatricielle,* Volkmann dans son *Mémoire* (1) a bien établi que ces lésions sont dues à l'ischémie produite par les appareils plâtrés trop compressifs. « Les faisceaux musculaires, dit-il, se détruisent par l'absence trop prolongée d'oxygène... Le muscle ne peut souffrir l'arrêt de la circulation sans qu'au bout de six heures un grand

1. Volkmann. *Centralblatt fur Chirurgie,* page 801, 1881.

nombre de fibres soient perdues. La substance contractile se coagule, se détruit et plus tard se résorbe. » Ces lésions correspondent, d'après Denucé, à ce que Cornil et Ranvier ont décrit sous le nom de transformation vitreuse. Les éléments fibreux se constituent ensuite. « La substance contractile se transforme par suite sans doute de la coagulation de la myosine ; elle perd sa striation, devient hyaline, transparente, très fragile, d'où la possibilité de sa décomposition en fragments. A ce stade initial les noyaux sont encore visibles et le sarcolemme ne paraît pas avoir subi de modifications.

Aussitôt que le retour de la circulation s'est effectué et que la substance musculaire ainsi transformée a été infiltrée par le plasma sanguin, cette fragilité s'accentue, les noyaux disparaissent et le sarcolemme s'infiltrant de leucocytes accumulés offre les signes d'une réaction inflammatoire à côté des fibres musculaires ayant subi la transformation vitreuse et ayant ainsi perdu leurs propriétés physiologiques, il en est d'autres intactes pouvant se contracter. Ces dernières par leur activité agissent mécaniquement sur celles qui sont devenues inertes et fragiles. Les fibres vitreuses subissent une fragmentation de plus en plus marquée et se décomposent en granulations. Alors la résorption commence et le sarcolemme revient sur lui-même.

Les fibres musculaires détruites sont rarement remplacées par des fibres nouvelles ; le plus souvent il y a alors formation d'un tissu fibreux qui peut envahir la totalité du muscle ou former en son sein des noyaux scléreux plus ou moins étendus.

Pour que la rétraction se produise, il faut que l'ischémie ne soit pas trop absolue ; la diminution, le ralentissement du courant sanguin produisent la rétraction musculaire la constriction exagérée, l'anémie complète déterminent la gangrène.

Rôle des Escarres. — On a dit que la maladie de Volkmann était due à la suppuration du muscle et une pareille idée vient à l'esprit en présence de ces avant-bras couverts de cicatrices qui semblent avoir suppuré longtemps. Il est très possible que le sphacèle et la suppuration des muscles de l'avant-bras amène une rétraction cicatricielle à ce niveau comme partout ailleurs. Mais en fait les observations nous montrent que dans la maladie de Volkmann typique il n'y a pas de suppuration. On ne saurait donc invoquer une pareille hypothèse pour expliquer la totalité des cas de maladie de Volkmann, et encore ne faudrait-il pas se laisser prendre aux apparences. L'enfant que nous avons observé présentait des cicatrices chéloïdiennes sur les faces antérieure et postérieure de l'avant-bras.

La première idée qui nous vint à l'esprit c'est qu'il y avait eu là une suppuration prolongée, d'où rétraction fibreuse des muscles fléchisseurs ; mais les cicatrices existaient en avant et en arrière et il n'y avait rétraction que des muscles antérieurs.

Les cicatrices n'étaient nullement adhérentes aux plans profonds, ce qui ne se comprendrait pas avec une suppuration prolongée ; nous avons appris par le médecin qui avait donné les premiers soins à notre malade que celui-ci n'avait eu que des phlyctènes qui avaient guéri rapidement.

La chéloïdicité était peut-être due aux lésions nerveuses concomitantes.

En tout cas nous croyons que dans notre observation comme dans la presque totalité des cas de maladie de Volkmann nous devons éliminer la suppuration comme cause de rétraction fibreuse des fléchisseurs.

Déchirures musculaires. — Faut il admettre que la déchirure des muscles à la suite de traumatismes violents puisse amener la maladie de Volkmann (cas de Barnard, de Ward), (obs. 35 et 36).

Théoriquement on comprend mal qu'une déchirure musculaire simple puisse amener une rétraction. Il est probable que dans ces cas la déchirure elle-même n'est pas cause de la maladie de Volkmann. Si on admettait en effet le rôle prépondérant de la déchirure, on ne s'expliquerait pas pourquoi cette affection ne s'observe pas à la suite de plaies profondes des muscles de l'avant-bras, ce qui n'est pas exceptionnel chez les enfants à la suite de compressions de l'avant-bras.

Stewars rapproche la maladie de Volkmann du *torticolis congénital*. Cette comparaison ne nous semble pas fondée, car nous ne sommes guère fixés sur les conditions étiologiques du torticolis congénital et nous ne savons pas, comme pour la maladie de Volkmann quelle est la lésion primitive.

Lésions nerveuses. — De nombreux auteurs ont accordé un rôle aux lésions nerveuses et on conçoit qu'une pareille hypothèse leur soit venue à l'esprit en présence de cas complexes comme celui que nous avons observé.

En effet il y a souvent *coexistence de lésions musculaires et de lésions nerveuses mais les lésions nerveuses sont contingentes* et indépendantes du type de la maladie de Volkmann.

La maladie de Volkmann siège au niveau des fléchisseurs des doigts et les phénomènes nerveux siègent au niveau de la main.

Au point de vue pathogénique les lésions nerveuses sont peut-être de deux ordres :

1° Lésions primitives. — L'accident ou l'appareil qui a produit l'ischémie des fléchisseurs atteint aussi les troncs nerveux. D'où troubles de névrite. Cette pathogénie nous semble la plus rare.

2° Lésions secondaires. — La rétraction fibreuse des muscles fléchisseurs se fait au contact des nerfs qu'elle irrite ou qu'elle englobe. D'où troubles nerveux consécutifs. C'est ce que nous avons bien vu dans notre cas et deux opérations successives ont permis d'établir la coexistence et les rapports des lésions musculaires et des lésions nerveuses.

Notre enfant avait :

1° Une rétraction des muscles fléchisseurs des doigts et des pronateurs ;

2° Des troubles nerveux (paralysie des muscles thénar et hypothénar ; troubles trophiques).

Une première intervention nous a montré les nerfs médian et cubital englobés dans le tissu de cicatrice.

Cette intervention a guéri les lésions nerveuses mais n'a modifié en rien les lésions musculaires.

Quoi, qu'il en soit nous tenons à montrer que ces lésions nerveuses fréquentes et très importantes au point de vue séméiologique constituent des symptômes qui ne doivent pas être rangés dans le cadre de la maladie de Volkmann typique.

SYMPTOMATOLOGIE

La flexion permanente des doigts est souvent précédée de symptômes qui permettent dans certains cas de la prévoir. Ce sont la douleur, l'œdème et la cyanose de la main et des doigts. Ces symptômes prémonitoires peuvent survenir quelques heures après l'application des attelles ou des appareils plâtrés trop serrés.

Douleurs. — La douleur manque rarement ; elle est assez vive et siège au niveau de la fracture, à l'avant-bras, à la main et aux doigts. Parfois le malade n'accuse que des sensations d'engourdissement ou de fourmillement.

Œdème et cyanose. — Indépendamment de la douleur ou en même temps qu'elle on observe de l'œdème de la main et des doigts. Les téguments des régions œdématiées sont froids et cyanosés ; ils ont parfois une teinte bleuâtre ou violacée qui peut faire craindre des accidents de gangrène.

Escarres. — En présence de ces symptômes on enlève l'appareil et l'on constate assez fréquemment sur la face antérieure ou postérieure de l'avant-bras la présence de phlyctènes, d'ulcérations cutanées, d'escarres qui témoignent de la compression exagérée subie par le membre et de la gêne apportée à la circulation locale. Les escarres peuvent intéresser le tissu cellulaire et même les muscles sous-jacents mais elles sont inconstantes et rarement si accentuées. Elles guérissent assez rapidement lorsque la cause de compression disparaît. Parfois les plaies succédant à la chute des escarres suppurent longtemps; les muscles sous-jacents participent à cette inflammation et il en résulte une myosite. Nous avons vu le rôle pathogénique qu'on a voulu faire jouer à ces lésions.

Attitudes vicieuses par rétraction musculaire. — Quelques jours ou quelques semaines après l'application de l'appareil plâtré on peut constater l'existence d'attitudes vicieuses du membre fracturé.

L'avant-bras est immobilisé dans une position intermédiaire à la pronation et à la supination. Les doigts se retournent vers la paume de la main, les premières phalanges des quatre derniers doigts sont étendues, les deuxièmes et troisièmes phalanges sont au contraire en flexion plus ou moins marquée. Les doigts forment ainsi une véritable griffe. Le pouce est tantôt en position normale, tantôt en adduction forcée, sa deuxième phalange fléchie sur la première.

Lorsqu'on tente d'étendre les doigts on ne peut y parvenir malgré les plus grands efforts. L'irréductibilité de cette attitude vicieuse est presque absolue. Aussitôt qu'on cesse de tirer sur les doigts fléchis, la main qui s'était mise en hyperflexion revient à sa position pathologique comme obéissant à une forte détente élastique.

Si on fléchit fortement le poignet, les doigts peuvent être facilement étendus ; ils reprennent leur attitude vicieuse, ils se remettent en griffe dès qu'on cesse de maintenir le poignet en flexion forcée.

Tout se passe, dit Dénucé, comme si les muscles fléchisseurs de la région antérieure de l'avant-bras étaient devenus trop courts maintenant par leur brièveté même la main et les doigts en flexion ; en forçant la flexion du poignet on rapproche les insertions musculaires des fléchisseurs. On compense ainsi le raccourcissement de ces muscles et on donne aux mouvements d'extension le moyen de se produire. On comprend facilement que ces attitudes vicieuses entraînent de l'impotence.

Mouvements de rotation de l'avant-bras. — Nous avons vu que l'avant-bras est généralement en pronation accentuée et que la supination est à peu près complètement impossible. Cette attitude due à la rétraction des pronateurs de l'avant-bras comme la griffe est due à la rétraction des fléchisseurs, est un fait presque constant sur lequel nos prédécesseurs n'ont pas assez insisté. Il mérite d'être mis à part et en relief parce que l'opération qu'on fait contre la rétraction fibreuse des fléchisseurs n'a aucune action sur l'absence de rotation de l'avant-bras. La fonction du membre reste encore très compromise, comme c'est le cas pour notre malade et une intervention spéciale est nécessaire pour remédier à cette impotence.

Atrophie. — Les muscles fléchisseurs des doigts sont

très diminués de volume ; d'une dureté ligneuse ils forment une corde rigide sous la peau de l'avant-bras. On conçoit que la circonférence du membre malade soit moins grande que celle du membre sain puisque les muscles fléchisseurs sont transformés en un bloc fibreux. Il ne s'agit pas en réalité d'atrophie musculaire mais de nécrose partielle des muscles, et de leur rétraction fibreuse.

Réactions électriques. — Dans la maladie de Volkmann pure les réactions électriques restent normales. Il ne saurait en être autrement et il serait difficile de trouver la réaction de dégénérescence pour des muscles qui peuvent se contracter dès qu'on rapproche leurs insertions. Assez souvent on constate une hypoexcitabilité des muscles antérieurs de l'avant-bras.

L'excitabilité galvanique et faradique des nerfs est normale.

Pour Turney l'état normal des réactions électriques pour les muscles et les nerfs est un des symptômes les plus caractéristiques de la rétraction ischémique des fléchisseurs.

***

Les symptômes que nous venons d'étudier sont les seuls qui appartiennent en propre à la maladie de Volkmann. Mais le plus souvent il s'y surajoute d'autres phénomènes morbides qui sont presque toujours fonction de lésions nerveuses. Ces lésions sont dues, comme nous l'avons vu en étudiant la pathogénie, à la compression des nerfs par le plâtre, par les tissus musculofibreux ou cicatriciels. Il est difficile de dire à quelle époque précise apparaissent ces symptômes nerveux. Ils consistent en troubles trophiques et en troubles de la sensibilité, de la motilité et des réactions électriques.

Troubles trophiques. — Les troubles trophiques sont assez fréquents et d'intensité variable. Les téguments s'amincissent, les plis s'effacent, la peau devient tout à fait lisse, prend un aspect vernissé, rouge vif. C'est le glossy-skin des auteurs anglais. Souvent on note des ulcérations sur le dos des 2e et 3e phalanges. Les ongles s'épaississent, deviennent squameux, se fendillent, perdent leur aspect rosé pour prendre une couleur blanc jaunâtre. Ils peuvent se détacher complètement des tissus sous-jacents. Très rarement on note la présence de panaris (Barnard, obs. 34) : ceux-ci sont certainement causés par les microbes qui, grâce aux altérations trophiques de la peau, ont pu exercer leur action pathogène. Il peut parfois se produire un arrêt dans la croissance des os de l'avant-bras malade. Dans un cas de Dudgeon une fillette soignée pour une fracture du bras suivie de rétraction fut revue cinq ans après. Le bras malade était très atrophié et beaucoup plus court que son congénère (obs. 30).

Troubles de la sensibilité. — La sensibilité à la douleur ou à la température peut être atténuée ; les piqûres d'épingle sont ressenties comme de simples contacts. Elle est parfois supprimée comme dans le cas de Powers (obs. 48) où le malade se brûle les doigts sans ressentir aucune douleur. Quelquefois l'anesthésie répond à la distribution d'un nerf. Elle siège au niveau des doigts et de la main; elle intéresse rarement le domaine du radial, le plus souvent elle est limitée au domaine du médian et du cubital. Le médian est le plus souvent atteint. Quelquefois toute la main est anesthésiée. Ainsi dans l'observation de Sonnenkalb nous lisons: « La sensibilité persiste dans les régions recouvertes par le bandage; elle est complètement supprimée à la main et aux doigts intéressant d'une façon uniforme tous les nerfs allant à la main (obs. 11).

Troubles de la motilité. — Les troubles de la motilité sont presque toujours limités à la main. Les muscles thénar, interosseux, hypothénar sont atteints. Il est assez curieux de noter que ces troubles dus aux lésions nerveuses siègent en aval du point où le nerf peut être comprimé, alors que les muscles subissent la transformation fibreuse au point même où porte la compression, c'est-à-dire à l'avant-bras.

Troubles des réactions électriques. — Les courants électriques même très intenses ne réveillent aucune douleur et les muscles que ces nerfs innervent ne répondent plus par une secousse à l'excitation faradique ou galvanique de ces nerfs. Ces troubles des réactions électriques sont parfois comme ceux de la sensibilité et comme les troubles trophiques limités au territoire cutané du nerf et aux muscles que ce nerf fait mouvoir.

On comprend l'importance de la localisation de ces troubles au point de vue séméiologique. La réaction de dégénérescence est assez rare et se montre souvent au niveau des muscles de l'éminence thénar.

DIAGNOSTIC

Diagnostic positif. — Le diagnostic positif est facile. Il suffit de se rappeler :

1° Que la maladie de Volkmann atteint surtout les enfants de 3 à 12 ans et qu'elle est consécutive à des fractures du bras et de l'avant-bras immobilisés dans des appareils plâtrés trop compressifs. ;

2° Qu'il existe une flexion permanente des doigts dans la paume (main en griffe) s'accompagnant d'impotence et non de paralysie :

3° Que l'extension des doigts même provoquée est impossible tant que la main n'est pas fléchie sur l'avant-bras ;

4° Que l'extension des doigts est au contraire facile et complète dès que l'on donne à la main cette attitude de flexion sur l'avant-bras.

Diagnostic différentiel. — La maladie de Volkmann peut être confondue avec toutes les maladies où la main se met en griffe et où il existe de l'impotence ou de la paralysie. Il faudra la distinguer de la

Contracture des hémiplégiques. — Nous avons déjà

insisté sur les différences qui séparent cette contracture vraie de la fausse-contracture due à la rétraction des fléchisseurs. Nous ne ferons donc que préciser la différence de leur aspect clinique.

1° La contracture vraie varie d'intensité d'un moment à l'autre ; la rétraction jamais ;

2° Dans la contracture la résistance est élastique; elle est fibreuse dans la rétraction :

3° La contracture s'accompagne de phénomènes spasmodiques (exagération des réflexes, trépidation épileptoïde) tandis que dans la rétraction des fléchisseurs les réflexes sont diminués ou abolis (Patel et Viannay).

Rétraction tendineuse. — Lorsqu'à la suite d'une plaie infectée ou d'un phlegmon de la main, l'infection se propage à la gaine des fléchisseurs, les doigts sont maintenus en flexion permanente par l'adhérence des tendons fléchisseurs à leurs gaines. D'où impossibilité de les étendre même lorsque le poignet est fléchi. La résistance que l'on éprouve lorsqu'on veut étendre les doigts n'est pas aussi invincible que celle opposée par les doigts dans la maladie de Volkmann. Dans cette dernière affection la main en griffe est due à la rétraction musculaire, dans l'autre elle est d'origine tendineuse.

Fixation des fléchisseurs. — La fixation des fléchisseurs peut aussi prêter à confusion car elle ressemble par la position des doigts et les troubles moteurs à la maladie de Wolkmann. Vallas de Lyon a publié un bel exemple de cette affection :

Un jeune homme de 18 ans opéré d'une ostéite du cubitus à l'âge de 12 ans présente trois mois après l'opération une flexion des doigts identique à celle de la rétraction des fléchisseurs.

Dans la flexion du poignet le malade pouvait étendre les doigts.

L'opération montra qu'il ne s'agissait pas d'une rétraction musculaire mais de la fixation des fléchisseurs au niveau de l'ancien foyer d'ostéite.

Les muscles furent séparés du cubitus et purent reprendre aussitôt toutes leurs fonctions. L'évolution de ce cas et le résultat opératoire n'étaient pas en faveur d'une maladie de Wolkmann. La griffe ne s'était constituée qu'au bout de deux ans et sans élongation des tendons, les mouvements de flexion et d'extension des doigts redevinrent rapidement normaux (*Bull. Soc. de Ch. Lyon*, 1901-1902, p. 67).

Contractures post-paralytiques. — Les contractures post-paralytiques que l'on observe à la suite de lésions graves (section, compression, névrite) des nerfs médian, radial et cubital induiront rarement en erreur. Dans ces cas les doigts sont fléchis à cause de l'impotence des extenseurs, des interosseux, des lombricaux et non par suite de la rétraction des fléchisseurs.

La contracture ne survient que plusieurs semaines ou plusieurs mois après la paralysie ; pendant ce temps rien n'est plus facile que de placer les doigts fléchis dans l'extension.

Contracture de Dupuytren. — Tous les auteurs font le diagnostic différentiel de la maladie de Volkmann avec la maladie de Dupuytren ou rétraction de l'aponévrose palmaire. Point n'est besoin d'un sens clinique développé pour éviter pareille erreur.

Paralysie infantile. — Cette affection peut, lorsque les lésions sont définitives, ressembler un peu à la maladie de Volkmann. Le membre est souvent plus court que son congénère par atrophie des os. Sa température locale est basse; il est cyanosé.

Mais l'évolution est essentiellement différente. Le début de la paralysie infantile se traduit par une fièvre intense ; les muscles atteints sont rarement les fléchisseurs ; les muscles paralysés présentent la D. R. Enfin la paralysie infantile, contrairement à la maladie de Volkmann, siège le plus souvent aux membres inférieurs.

Raccourcissement congénital des muscles de l'avant-bras. — Existe-t-il un raccourcissement congénital des muscles de l'avant-bras ?

MM. Mouchet et Gy (1) viennent d'en publier une observation. Il s'agissait d'un enfant chez qui, après un traumatisme léger, on vit se former une rétraction fibreuse des muscles fléchisseurs des doigts, trop peu accentuée pour qu'on tentât une opération chirurgicale. M. Brissaud invoque dans ce cas l'absence d'allongement des muscles fléchisseurs à une malformation congénitale sur laquelle il ne s'explique pas. Nous ne voulons pas nier qu'il existe une maladie pareille, mais avant d'en admettre l'existence nous attendrons la publication d'autres cas semblables où il n'y aurait pas dans les antécédents un traumatisme net comme dans le cas de MM. Mouchet et Gy.

1. Mouchet et Gy. *Soc. de Pédiatrie*, 1909.

PRONOSTIC

Il y a quelques années à peine le pronostic de la maladie de Volkmann était excessivement grave. Pour cet auteur il dépendait de la « violence de l'ischémie et du nombre de fibres détruites ». Il était absolument désespéré dans tous les cas d'ailleurs les plus fréquents où la main et les doigts se mettaient en flexion. Dans les cas très rares où la perte des fibres musculaires était peu accentuée, on pouvait espérer par un traitement très long, très suivi, parvenir à rendre la main quelque peu utilisable.

Tous les chirurgiens admettaient la sévérité du pronostic et l'on cite partout que dans un congrès de chirurgie Kœlliker émit des doutes sur la justesse de diagnostic de rétraction ischémique de Volkmann, pour le seul fait que le malade dont Petersen relatait l'observation avait été très amélioré par la mécanothérapie.

Actuellement, grâce aux interventions chirurgicales, le pronostic est moins sombre. Les résultats opératoires sont très satisfaisants dans la majorité des cas.

Mais quand on pense que de telles lésions sont produites par le médecin qui traite à l'aide d'appareils contentifs des fractures du bras ou de l'avant-bras on est tenté de dire avec Busch que dans ces cas malheureux « le remède a été pire que le mal », le traitement de la fracture a créé une lésion pire que la fracture elle-même·

TRAITEMENT

Le traitement pourra être préventif ou curatif.

Traitement préventif. — La maladie de Volkmann pourra être évitée dans bien des cas : 1° Si les appareils plâtrés ou les attelles que l'on emploie pour maintenir les fragments de l'os fracturé sont bien appliqués ;

2° Si par une observation attentive on dépiste les premiers symptômes de l'affection.

La rétraction musculaire ne doit pas se produire si l'appareil a été correctement appliqué. Il faut que celui-ci ne soit pas trop serré. On devra tenir compte de l'enflure quelquefois considérable qui se produit dans un membre fracturé pour ne pas faire un appareil trop compressif et le changer au besoin. On devra toujours préférer aux attelles les gouttières plâtrées qui permettent de surveiller le membre atteint ; les appareils plâtrés circulaires ne seront employés que par les médecins qui ont une grande habitude des appareils orthopédiques.

Si quelques heures après l'application du plâtre il se

produit du gonflement et de la cyanose de la main et des doigts, si ceux-ci ont une tendance à se mettre en flexion permanente dans la paume, si le malade se plaint de douleurs vives au niveau de l'avant-bras, et d'engourdissement de la main et des doigts il ne faut pas hésiter à enlever le plâtre. On fera des massages légers et on prescrira des bains de bras chauds.

Traitement curatif. — Ce traitement variera suivant l'intensité de la lésion ; il faudra aussi tenir compte dans une certaine mesure du degré de surveillance que l'on pourra exercer auprès du malade.

Le traitement est *sanglant ou non sanglant.*

Le traitement non sanglant consiste dans le redressement des doigts fléchis. Le redressement peut être obtenu *brusquement* à l'aide de manœuvres de force. On pourra l'accomplir *lentement* à l'aide de manœuvres de douceur (Patel et Vianney).

Le praticien peu familiarisé aux opérations chirurgicales et obligé d'agir pourrait, à la rigueur, en présence d'une rétraction peu accentuée et récente des muscles fléchisseurs tenter d'allonger par la force et sous la narcose les muscles raccourcis et rigides. Des mouvements passifs d'extension, du massage, seront ensuite institués. La guérison a pu être ainsi obtenue (obs. 21, Keferstein). Mais nous le répétons, on ne devra s'y arrêter que dans les cas très légers.

Lorsqu'au contraire la rétraction musculaire est plus ancienne et plus considérable il faut absolument renoncer à ce procédé aveugle qui ne donnerait que des résultats désastreux.

Dans ces cas, dit Volkmann, plutôt que de détendre les muscles, on briserait les os ou on déchirerait le tendons. Keferstein a publié l'observation (obs. 22) d'un malade chez lequel le redressement brusque a été fait à deux reprises sans aucun résultat.

Redressement lent. — *Méthode de Martin.* — Une méthode moins brutale et plus constante dans ses résultats a été préconisée par les frères Martin de Lyon. Ces auteurs cherchent à obtenir le redressement des doigts par l'application d'un appareil à traction élastique. « Cet appareil se compose d'une demi-gouttière dorsale en ébonite se moulant sur la face postérieure de l'avant-bras et prolongée par une tige rigide qui s'avance au-dessus du dos de la main. On glisse d'autre part dans la concavité de la griffe formée par les doigts fléchis un petit cylindre en ébonite. Aux deux extrémités de ce cylindre s'attache un lien de caoutchouc que l'on accroche à la tige rigide de l'appareil surplombant le dos de la main. Grâce à ce dispositif, l'élasticité du caoutchouc exerce une traction légère et continue sur les deux dernières phalanges des doigts fléchies et les attirent du côté de l'extension. »

Cette méthode est excellente, elle donne de bons résultats, mais elle exige une surveillance très attentive et pour ainsi dire constante du médecin traitant. L'appareil se détériore facilement ; il faut qu'il soit maintenu constamment en bonne position et la moindre négligence de la part du malade ou de son entourage retarde notablement la guérison. C'est ce qui est arrivé dans le premier cas de Martin.

La malade ayant été envoyée dans sa famille avant la fin du traitement, l'appareil ne fut pas mis en bonne position, il se cassa ; le massage ne fut pas fait méthodiquement et il fallut près d'un an pour obtenir une guérison satisfaisante (obs. 44).

En raison de l'innocuité et de l'efficacité que cette méthode présente, on peut toujours en faire l'essai avant d'entreprendre une intervention sanglante. Ce sera le traitement de choix dans les cas où la rétraction musculaire n'est pas trop accentuée et si l'enfant est docile. Dans les cas graves, qui sont malheureusement les plus fréquents la méthode de Martin sera réservée aux seuls malades qui refusent une intervention chirurgicale. On préviendra toujours de la lenteur du traitement qui durera un an environ.

On pourra ajouter à ces différents moyens les injections sous-cutanées de thyosinamine à la dose de 0,01 à 0,05. Les injections seront faites tous les trois jours. La thyosinamine pourra être incorporée à une pommade avec laquelle on fera des frictions. Les auteurs qui ont eu recours à la thyosinamine ne lui reconnaissent pas une grande efficacité surtout lorsque la rétraction musculaire est déjà établie.

Telles sont les méthodes non sanglantes. On voit que les indications du redressement par manœuvres brusques ou lentes sont assez restreintes. Dans la plupart des cas il faut avoir recours à une opération chirurgicale.

Les interventions ne portent pas directement sur les

muscles rétractés. Ceux-ci sont parfois extrêmement fibreux et raccourcis.

Il faut donc rétablir l'harmonie entre la longueur des os et celle des muscles qui sont chargés de les faire mouvoir. On y parvient en allongeant les tendons des muscles rétractés, ou en raccourcissant le squelette. (Patel).

Avant d'intervenir il serait préférable d'après Wallis d'attendre trois ou quatre mois, pour juger du degré de rétraction musculaire et n'avoir plus à craindre que cette rétraction continuant à évoluer détermine de nouveau des attitudes vicieuses pour lesquelles on est déjà intervenu.

Quelques chirurgiens, comme Davies-Colley (obs. 28), Clarke, ont simplement sectionné les tendons des fléchisseurs au-dessus du poignet. Cette opération très facile ne donne que de mauvais résultats et doit être absolument rejetée. Elle corrige la déformation mais rend tout à fait impossibles les mouvements de flexion et détermine même le plus souvent une impotence absolue. On s'étonne que des chirurgiens modernes (1898) aient eu recours à une pareille intervention car il vaut mieux avoir un doigt fléchi et agissant un peu qu'un doigt étendu et absolument inutile.

Allongement des tendons. *Technique.* — On fait une incision médiane sur la face antérieure de l'avant-bras, cette incision s'étendra de 3 ou 4 centimètres au-dessous du pli du coude jusqu'au voisinage du pli du poignet. On libère la peau de chaque côté et on la récline. Cette incision médiane est le plus souvent employée. Dans un cas de maladie de Volkmann Edington découvrit les tendons des fléchisseurs en faisant un lambeau antérieur en forme d'U au niveau du tiers inférieur de l'avant-bras.

L'extrémité inférieure de ce lambeau descendait jusqu'au-dessous du pli inférieur du poignet, empiétait sur l'éminence thénar. Il était long de 5 centimètres environ. Ce procédé n'est pas recommandable si on en juge d'après ce cas puisque l'extrémité inférieure du lambeau s'est sphacélée sur une étendue de 1 centimètre 1/2. La cicatrice ultérieure fixa les tendons des fléchisseurs et limita leur incursion. Quel que soit d'ailleurs le procédé employé, une fois les tendons découverts on les fend en leur milieu sur une étendue de 2 centimètres environ puis on coupe latéralement le tendon à l'extrémité de la fente d'un seul côté en haut, du côté opposé en bas. Cela dessine une sorte de Z allongé.

Pour éviter la confusion entre les extrémités des tendons des fléchisseurs superficiels on emploie des sutures guides. On aborde ensuite les tendons des fléchisseurs profonds et on les incise comme il a été dit précédemment.

Les doigts sont alors étendus, les deux moitiés de chaque tendon divisé peuvent glisser l'une à côté de l'autre autant qu'il est nécessaire : elles seront alors réunies avec un fil de soie en contiguité, c'est-à-dire adossées latéralement, ou en continuité, c'est-à-dire suturées bout à bout.

On procède de même pour les tendons fléchisseurs

superficiels en employant pour leur suture les fils guides.

La plaie est fermée sans drainage. Une attelle antérieure maintiendra les doigts en extension ; les fils seront enlevés une semaine après.

Raccourcissement du squelette. — Le squelette de l'avant-bras sera raccourci à l'aide d'une résection dyaphysaire des deux os radius et cubitus.

On peut aborder le radius par une incision du bord externe de l'avant-bras parallèle à l'axe du membre et portant un peu en avant de l'intervalle compris entre les radiaux externes et l'extenseur propre du pouce. Après incision de la peau le tendon du premier radial et le nerf radial sont réclinés en avant, le deuxième radial externe est récliné en arrière. Cette manœuvre met à nu l'insertion du rond pronateur et la face externe du radius jusqu'au point où le long abducteur du pouce croise obliquement l'os. Le radius est bien dénudé sur une hauteur de 4 centimètres ; on désinsère les fibres supérieures du carré pronateur, si c'est nécessaire. Sur l'os ainsi dénudé on commence par pratiquer à l'aide d'une tréphine un canal au-dessus et un canal au-dessous du point par où passera la section de la scie. Ces canaux très faciles à faire sur un os fixe seraient plus difficilement percés après la résection osseuse. Avec une fine scie de Gigli on résèque un fragment du radius long de 2 centimètres, étendu de l'insertion du rond pronateur à celle du carré pronateur. La plaie radiale est alors recouverte d'un pansement aseptique.

On aborde alors le cubitus par une incision de 6 centimètres environ le long du bord postérieur de cet os au tiers supérieur. La résection du cubitus sera faite 2 centimètres plus haut que celle du radius et de la même façon que pour ce dernier.

La résection sera pratiquée à des niveaux différents pour chacun des deux os afin d'éviter qu'il ne se forme un cal qui les soude l'un à l'autre.

Quand les deux os sont réséqués on passe dans les canaux un fil d'argent qu'on tord suivant la méthode ordinaire.

Si l'os est perforé après sa résection il peut se laisser fissurer par le fil métallique; il faut alors perforer un nouveau canal en un autre point, ce qui peut créer quelque difficulté. Pareil accident ne se produit jamais lorsqu'on opère sur l'os non réséqué.

La suture osseuse n'est d'ailleurs pas indispensable et on peut avoir de bons résultats en pratiquant la suture du périoste sans s'occuper du fragment réséqué. Cependant la suture osseuse est préférable ; elle empêche la pseudarthrose et permet d'obtenir un plus grand raccourcissement des os. Dans notre cas en effet quand les os furent réséqués, les deux segments de chaque os restaient distants les uns des autres et la radiographie faite peu après montra qu'ils restaient éloignés d'un bon centimètre.

La suture osseuse peut être avantageusement remplacée. On peut coapter les deux fragments en mettant de petits tubes d'aluminium ou des chevilles d'ivoire dans le canal médullaire et en suturant le périoste par-dessus. Si le canal médullaire n'a pas un calibre suffisant pour recevoir les petits tubes, on peut, si les dimensions réciproques de l'os et du tube le permettent, engainer les deux extrémités opposées des fragments osseux avec ce tube. Par ces moyens on éviterait sûrement la pseudarthrose.

Les deux méthodes, l'allongement des tendons et la résection osseuse, ont leurs partisans : il n'y a pas d'indications nettes qui fassent préférer l'une à l'autre. Schramm préfère nettement la ténoplastie pour les raisons suivantes :

1° L'avant-bras n'est pas raccourci ;

2° Chaque tendon peut être allongé selon le besoin ;

3° Les extenseurs déjà trop longs à cause de la contracture des fléchisseurs ne sont pas soumis à une élongation nouvelle du fait du raccourcissement osseux ;

4° Si d'un côté un ou plusieurs tendons peuvent ne pas se réunir, d'autre part on peut avoir une pseudarthrose à la suite de la résection osseuse.

D'autres auteurs partisans de cette dernière opération ont fait remarquer par contre que :

1° Un raccourcissement peu important de l'avant-bras n'a aucune importance et ne diminue en rien la capacité de travail ;

2° Que le procédé de l'allongement des tendons est très long, très difficile et partant beaucoup plus aléatoire que la résection osseuse ;

3° Que les muscles s'adaptent sans difficulté à la nouvelle longueur des os, surtout quand le raccourcissement est peu important :

4° Qu'avec les procédés modernes et notamment l'enchevillement des os avec les chevilles d'ivoire les chances de pseudarthroses sont réduites à 0.

En résumé les deux méthodes opératoires sont bonnes et les excellents résultats obtenus, même dans les cas les plus désespérés, sont une preuve de leur valeur, à condition qu'on les fasse suivre d'un traitement spécial.

Ce traitement *post-opératoire* sera institué quinze jours environ après l'allongement des tendons, un peu plus tard après la résection osseuse. On fera des massages quotidiens de l'avant-bras, on imprimera des mouvements passifs à la main et aux doigts et surtout on forcera l'enfant à se servir du bras et de la main malades. On l'y obligera en fixant sous les effets le membre sain et en lui faisant soulever des poids de plus en plus lourds suspendus à une poignée commode. Ces exercices ne constituent pas la partie la moins importante du traitement ; ils sont au contraire indispensables et doivent être longtemps continués.

Il arrive très souvent que la supination est très réduite ; il peut y avoir absence complète des mouvements de rotation de l'avant-bras. Dans ces cas Barnard pense avec raison qu'il s'agit d'une rétraction des muscles pronateurs. Il a appliqué, pour rétablir la supination, la méthode employée pour les fléchisseurs. Il a fait l'élongation du rond pronateur ; n'ayant pas encore obtenu de supination, il a désinséré les fibres du carré pronateur en passant entre les fléchisseurs et le cubital postérieur. Après cette intervention la rotation put se faire et elle s'est maintenue.

Enfin on ne devra pas perdre de vue qu'il y a des troubles nerveux et en même temps qu'on fera l'opération (allongement des tendons ou resection osseuse). On devra rechercher le nerf malade pour l'isoler de la guangue fibreuse qui le comprime. Mais étant donné que les lésions nerveuses ne sont qu'accessoires dans la maladie de Volkmann, on ne devra jamais limiter son intervention à la libération des troncs nerveux.

OBSERVATIONS

Observation 1 (*Personnelle*). — Louis S..., âgé de 7 ans. Enfant assisté de la Seine. Pas de maladies sérieuses antérieurement.

Le 5 *octobre* 1907. — L'enfant s'amusait à descendre en glissant sur une rampe d'escalier ; il perd l'équilibre et tombe d'une hauteur de 2 à 3 mètres. Il se relève avec une impotence du bras gauche. Le médecin diagnostique une fracture double de l'avant-bras et applique aussitôt un appareil plâtré. Quarante-huit heures après l'appareil est enlevé parce que l'enfant souffrait beaucoup ; la main et les doigts étaient tuméfiés. Sous l'appareil il existait des phlyctènes sur les deux faces de l'avant-bras. Le médecin semble ne pas s'en être préoccupé. Il applique deux attelles en bois réunies par des bandes. Elles sont maintenues pendant quinze jours.

Le 22 *octobre*. — Les attelles sont retirées. On note une impotence fonctionnelle en raison de « certains troubles circulatoires », dit la note administrative.

Le 30 *novembre* 1907. — L'impotence persiste. Le malade est envoyé à l'hospice de Varzy (Nièvre) « où l'on constate l'existence d'une consolidation vicieuse d'une fracture de l'avant-bras gauche avec atrophie musculaire et parésie. »

L'enfant est envoyé à Paris le 11 décembre 1907; il est placés dans le service de M. Jalaguier.

L'impotence est absolue ; l'enfant ne se sert pas de son bras gauche, mais il n'en souffre pas.

L'avant-bras est très atrophié. Sur les faces antérieure, postérieure et sur le bord interne, il existe trois cicatrices chéloïdiennes de la largeur d'une pièce de 50 centimes. La peau à ce niveau n'est pas adhérente aux plans profonds.

On sent une tuméfaction osseuse à la partie moyenne de l'avant-bras plus marquée sur le cubitus que sur le radius. L'avant-bras est en demi-pronation ; on peut exagérer la pronation mais la supination est absolument impossible.

La main présente à considérer deux ordres de faits :

a). — *Ceux dus à la rétraction des muscles fléchisseurs;*

b). — *Ceux liés à des lésions nerveuses.*

a). — La main est en demi-flexion, les doigts sont en flexion. Cet état est dû à une brièveté anormale des tendons fléchisseurs. Quand la main est portée en extension on ne peut dépasser le plan de l'avant-bras. Alors les doigts se fléchissent avec une très grande force. Il est absolument impossible d'étendre ces doigts qui sont collés à la paume. Inversement quand on porte la main en flexion à angle droit les doigts s'étendent passivement.

Dans cette attitude de flexion le petit malade peut fléchir et étendre ses doigts ; il le fait avec une certaine force, ce qu prouve bien qu'il n'y a aucune paralysie des fléchisseurs ni des extenseurs. Dans ces différents mouvements le pouce reste indifférent comme si ses tendons n'avaient pas participé à la lésion. Le doigt le plus atteint est le médius.

b). — *Atrophie complète des muscles thénar, hypothénar et interosseux.*

Le pouce est sur le même plan que les métacarpiens. Aucun mouvement d'opposition du pouce ni de latéralité des doigts.

Troubles trophiques de là peau qui est lisse, tendue, adhérente à l'os: ulcérations au niveau des points saillants (articulation des premières et deuxièmes phalanges). Ongles striés.

Anesthésie de l'extrémité des doigts aussi marquée sur le pouce que sur le petit doigt.

Examen électrique. — Les interosseux d'une part, les muscles thénar et hypothénar d'autre part, sont à peu près inexcitables aux courants faradique et galvanique, leurs nerfs présentent la réaction de dégénérescence. Tous les muscles de l'avant-bras répondent bien. En résumé tout ce qui est au-dessus du poignet est bon, tout ce qui est au-dessous est mauvais.

Examen radiographique. — Fracture sous-périostée des deux os de l'avant-bras gauche au niveau de l'union du tiers moyen et du tiers inférieur de chacun des deux os. Difformité assez apparente du cubitus au niveau du col cependant assez volumineux. On dirait que l'os a subi une inflexion le rendant convexe sur sa face intérieure. Radius à peine touché. Cal peu visible. Inflexion moins marquée que sur le cubitus.

Exposé des interventions (rédigé par M. le Dr Victor Veau). — Devant l'existence indiscutable de troubles nerveux après qu'un traitement électrique eut été insuffisant, M. Jalaguier me conseille d'agir sur les nerfs tout en se rendant compte qu'une pareille intervention n'avait pas beaucoup de chances d'améliorer l'état des muscles de l'avant-bras.

Première opération. — *Le* 13 *janvier* 1908. — *Libération des nerfs médian et cubital.*

1° Incision sur le bord interne de l'avant-bras, un pen en dedans de l'incision classique de la ligature de la cubitale. Le nerf est facilement trouvé et suivi jusqu'au-dessus de la partie moyenne de l'avant-bras. Il n'est pas adhérent mais un peu plus rouge à la partie inférieure qu'à la partie supérieure. Incision du périoste. Déeollement facile du périoste. L'os apparaît absolument intact. On ne peut même pas se rendre compte de la situation de la fracture. Suture du périoste sans qu'on ait touché à l'os.

2° Incision de la force antérieure de l'avant-bras arrivant jusqu'au pli de flexion du poignet et remontant jusqu'au-dessus du milieu de l'avant-bras. Longueur égale à l'incision, environ trois travers de doigt. L'aponévrose adhère à la profondeur. Le médian est d'abord isolé à la partie inférieure de l'incision et en le suivant en haut on voit qu'il pénètre dans la partie externe d'une masse fibreuse très dense dans laquelle on dut le disséquer avec le bistouri. Cette masse est située à la partie moyenne de l'avant-bras et répond à une cicatrice longue de 2 centimètres qui est située exactement entre les deux incisions faites pour la recherche des nerfs.

Le médian est disséqué jusqu'en haut et isolé de son canal fibreux. Un point de suture ferme ce canal fibreux et le médian est abandonné en dehors et en avant de son canal ancien.

Comme je n'avais rien trouvé au cubital, par la même incision j'ai cherché le nerf que j'avais déjà isolé et je me suis aperçu que le cubital était au contact même de la guangue fibreuse médiane et qu'à ce niveau sans être comprimé sa couleur pâle contrastait avec une couleur rouge nettement congestive du segment d'amont.

J'ai cherché à dissocier la masse fibreuse.

J'ai trouvé un noyau d'une densité extrême absolument fibreux dans lequel il me fut impossible d'isoler les différents faisceaux du fléchisseur commun des doigts.

En résumé guangue fibreuse très dense formant noyau dans les muscles fléchisseurs. Le médian très enclavé dans la guangue. Le cubital n'est qu'au contact. L'os n'a rien à faire avec la lésion nerveuse.

Après cette intervention. — L'enfant s'exerça avec beaucoup d'intelligence. On lui fit un traitement électrique régulier.

Amélioration considérable.

1° Les troubles trophiques ont guéri rapidement ;

2° Les mouvements du pouce et des doigts par l'action des muscles thénar, hypothénar et interosseux, sont devenus presque normaux autant que pouvait le permettre la rétraction des fléchisseurs.

Au bout de deux mois le malade pouvait faire l'opposition du pouce.

Les mouvements de latéralité des doigts reviennent avec ceux du pouce. Mais l'état de flexion des doigts n'est en rien modifié.

Mouvements actifs. — L'enfant peut fléchir le poignet presque à angle droit et dans ce mouvement de flexion les doigts s'étendent passivement. Dans cette attitude de flexion l'enfant peut fléchir et étendre les doigts, mais quand la main est étendue, ce qui amène la flexion des doigts, tout mouvement actif d'extension est absolument impossible et quand on cherche à produire cette extension, on sent une résistance invincible.

Les mouvements de pronation et de supination de l'avant-bras n'ont pas été modifiés.

Comme il était bien prouvé que l'état de la main était dû à une brièveté des muscles fléchisseurs, sur les conseils de M. Jalaguier je fais une résection dyaphysaire des deux os de l'avant-bras.

Deuxième opération. — *Le 24 août 1908.* — 1° *Résection du cubitus.* — Incision de 6 centimètres le long du bord postérieur de cet os sur la face postéro-interne de l'avant-bras au tiers supérieur. D'emblée j'arrive à l'os et je coupe le périoste. Pas d'hémorragie. Dénudation de l'os à la rugine. Il fut difficile de passer la scie de Gigli. J'aurai dû avoir une aiguille mousse de Deschamps comme pour la ligature des artères. Je dus courber une sonde cannelée et faire glisser la scie dont j'avais facilement incurvé l'extrémité.

Section inférieure. — Autant que possible perpendiculaire à l'os.

Section supérieure. — J'eus encore assez de difficulté pour passer la seconde scie, la présence du radius rigide m'empêchait de faire basculer l'os. Section assez facile.

2° *Résection du radius.* — Incision sur le bord externe de l'os au tiers inférieur. Hémorragie abondante. Quelques veines saignent. Je n'eus pas besoin de pincer les vaisseaux. Incision du périoste. Dénudation de l'os.

Section inférieure du radius. — Perpendiculaire à sa direction.

Section supérieure. — Il me fut beaucoup plus facile de passer la seconde scie car j'avais un os ballant dont je pouvais écarter la solution de continuité. Mais je devais faire une résection exactement égale à celle du cubitus. Je mis le fragment osseux cubital en regard du segment que je voulais réséquer. J'aurais voulu pouvoir saisir les deux os avec la pince de Farabeuf. Il fut impossible de les fixer tous les deux. Je fis une encoche sur l'os avec le bistouri là où devait porter la section.

La section des os fut facile. Elle fut faite lentement afin d'éviter l'échauffement car j'ai acquis la conviction à l'École pratique que la scie casse quand sa température est portée à un degré qui détrempe le fil d'acier.

Suture du périoste et de la peau. — Quand la section fut faite, j'étendis les doigts avec facilité ; mais au niveau des segments il se faisait une incurvation en arrière. Pour remédier à cet inconvénient je vis là nécessité de fixer les segments osseux avant que d'étendre les doigts. C'est ce que je fis avec l'appareil plâtré comme il sera dit plus bas.

Suture du périoste cubital. — Je suturai d'abord en haut et en bas puis au niveau de la section.

Le périoste épais supporte facilement une suture au catgut zéro. (Leclerc).

Suture de la peau aux crins de Florence.

Suture du périoste radial.

L'hémorragie s'était arrêtée. Suture du périoste comme plus heut.

Suture de la peau de la plaie externe.

Immobilisation. — Les plaies sont recouvertes d'une gaze imbibée de stéresol. J'entourai l'avant-bras d'une mince couche de coton stérilisé. Je saisis la main les doigts fléchis, le poignet en rectitude. J'exerçai une pression sur cette main pour raccourcir l'avant-bras en appliquant les segments des deux os.

Mon aide fit alors un plâtre circulaire avec une bande plâtrée comme nous avons l'habitude de le faire pour les tuberculoses ostéo-articulaires. L'appareil remonte au-dessus du pli du coude et s'arrête au poignet. Quand le plâtre est pris je suis sûr que les fragments sont immobilisés. Je puis étendre les doigts sans craindre le mouvement de bascule des segments dont j'ai parlé.

Nous avons fait alors un plâtre circulaire qui prend toute la main excepté le pouce, les doigts étant en extension, dans la rectitude.

Quand le plâtre est sec, j'échancre complètement la face dorsale de l'appareil au niveau des doigts et de la main. De la sorte je conserve un appareil circulaire à l'avant-bras et une palette plâtrée à la main.

Résultat. — *Février* 1909. — L'enfant se sert actuellement de sa main d'une façon à peu près normale. Cependant l'extension du médius n'est pas encore absolument complète. La supination est aussi imparfaite que le premier jour.

Observation 2. — Volkmann. *Traité de chirurgie* de Pitha et Billroth. — Un jeune Américain de 16 ans, pour une hydarthrose du genou, fut muni d'un appareil de compression constitué par une attelle poplitée courte, avec bandes de flanelle antérieures laissant le pied tout à fait en dehors.

Le troisième jour, douleurs violentes, qui nécessitent l'enlèvement de l'appareil. Plaques de sphacèle au niveau de l'articulation. En moins d'une semaine le pied se fixe en varus équin. Volkmann crut d'abord à une paralysie des muscles péroniers et des fléchisseurs du pied. Mais il remarqua que quand on fléchissait le genou, rapprochant ainsi les insertions des muscles contracturés, toute déformation disparaissait, et que le malade pouvait faire des mouvements volontaires de flexion du pied. Il s'agissait donc d'un raccourcissement des muscles postérieurs survenu rapidement.

Observation 3. — Kraske. *Centralblatt für chirurgie*, 1879, page 192. — Jeune homme de 24 ans. A eu les jambes congelées après avoir passé la nuit dans une grange par un froid excessif.

Les deux pieds et le tiers inférieur de la jambe étaient totalement gangrenés au stade de momification. Le malade avait beaucoup de fièvre. Double amputation en plein tissu sain. On peut reconnaître sur les parties saines une disposition spéciale de la musculature. L'examen microscopique montra des lésions analogues à celles qui proviennent de l'ischémie.

Observation 4. — Lesser (in *thése* de Keferstein). — Enfant Robert B..., fracture de l'humérus gauche au tiers supérieur il y a sept mois ; appareil plâtré mis le jour même de l'accident et allant jusqu'à l'articulation du poignet en maintenant l'avant-bras fléchi à angle droit. Au bout de trois heures gonflement de la main qui se cyanose et le malade accuse de violentes douleurs. L'appareil n'est enlevé qu'au bout de deux jours et est remplacé par un nouvel appareil plâtré. Le gonflement et la douleur ne disparaissent complètement que cinq semaines environ après l'ablation de ce dernier plâtre. La main gauche est en légère flexion ; les doigts sont en flexion forcée et l'avant-bras est en légère pronation. Les mouvements passifs de la flexion de la main se font bien ; il n'en est pas de même des mouvements d'extension. Le malade peut encore étendre la première phalange des doigts ; mais les deux autres restent en flexion. Si l'on maintient la main en extension et qu'on l'abandonne à elle-même, on voit les doigts revenir d'eux-mêmes en flexion. La main et les doigts sont gonflés et légèrement cyanosés ; ils sont plus froids que du côté sain. Pas de réaction électrique des muscles de la face palmaire de l'avant-bras ; peu de réaction des mêmes muscles aux courants galvaniques.

Observation 5. — Enfant Raoul St..., fracture sus-condylienne de l'humérus (hiver 1883-1884). Deux heures après l'accident, appareil plâtré allant jusqu'à la main. Peu de temps après, la main se met à gonfler, devient cyanosée et le malade se plaint de douleurs vives. Au bout de seize heures on échancre le plâtre; à l'endroit de la fracture on trouve une vésicule remplie de sang. Pouls radial à peine perceptible. Six semaines après l'accident, l'état est le suivant : gonflement de la main et du bras droits ; main en légère flexion ; griffe digitale. On observe les mêmes phénomènes que dans le cas précédent. La fracture est guérie avec une forte déviation : le fragment inférieur est dévié en haut et en arrière, et le fragment supérieur, dirigé en bas et en avant, vient faire saillie sous la peau.

Observation 6. — Enfant Georges F..., fracture de l'humérus au niveau de l'articulation du coude (juillet 1882). Deux heures après, appareil plâtré allant jusqu'à la main. Aussitôt l'enfant se plaint de vives douleurs ; gonflement rapide de la main et des doigts. On enlève le pansement au bout de trente heures et on le remplace par un autre appareil qu'on laisse quinze jours en place. Escharre au coude, ayant les dimensions d'une pièce de 5 marks ; contracture en flexion de la main et des doigts ; paralysie des muscles de l'avant-bras. Trois mois après l'accident, l'état est le suivant : atrophie des muscles de la face palmaire de l'avant-bras droit qui est en légère pronation. La main et les doigts sont en légère flexion; les mouvements passifs sont seuls possibles. Mêmes réactions électriques que dans les deux cas précédents. Pas de troubles de la sensibilité. Faibles secousses dans quelques fléchisseurs lorsqu'on excite les troncs nerveux au bras.

Observation 7. — Enfant Agnès H..., se plaint de violentes douleurs au bras après être tombée de sa chaise. Appareil plâtré bien qu'aucun signe de fracture n'ait été relevé : gonflement de la main et des doigts. Le pansement est enlevé au bout de seize jours : flexions de la main et des doigts ; le traitement électrique ne donne aucun résultat. Quatorze semaines après l'accident, on note de la contracture en flexion de la main et des doigts ; léger gonflement de l'avant-bras. Mouvements passifs seuls possibles. Le courant faradique reste sans action sur les fléchisseurs de l'avant-bras ; le courant galvanique provoque quelques secousses.

Observation 8. — François K..., forgeron : fracture de l'avant-bras par cause directe. Appareil plâtré au bout de trente-six heures : aussitôt après son application, douleurs très vives dans les doigts et tout l'avant-bras ; les doigts sont légèrement gonflés. Au bout de quinze jours on change l'appareil qui reste encore en place une quinzaine de jours. Quarante-huit jours après, on remet un troisième appareil plâtré qu'on laisse en place pendant trois semaines. Le malade ne peut plus faire le moindre mouvement des doigts; œdème de l'avant-bras, de la main et des doigts. La main et les doigts sont fléchis et ne peuvent plus faire aucun mouvement actif de flexion ou d'extension. La supination et la pronation sont encore possibles. Pseudarthrose. Pas de réaction des fléchisseurs au courant faradique qui provoque une légère contraction de l'interosseux des deuxième et troisième doigts ; légère excitation par le courant galvanique.

Observation 9. — Théodore St..., fracture de l'avant-bras au tiers moyen. Appareil plâtré mis une demi-heure après l'accident. Douleurs vives dans le membre; gonflement et cyanose de la main et des doigts. L'appareil est enlevé au bout de seize heures et remplacé par des attelles en carton. Huit jours plus tard, nouvel appareil plâtré. Lorsqu'on enleva ce dernier, on constata une paralysie de la main et des doigts (7 semaines après l'accident). Légère flexion de la main et des doigts qui peuvent encore faire quelques mouvements limités. On observe ici les mêmes phénomènes que dans l'observation n° 7. Le courant faradique est sans action sur les interosseux, et provoque quelques très légères secousses dans les extenseurs et les fléchisseurs. Faible réaction des muscles au courant galvanique. Légère contraction par l'excitation électrique des troncs nerveux. La sensibilité est partout normale.

Observation 10. — Robert Sp..., fracture classique du radius ; appareil plâtré trente-six heures après l'accident : aussitôt apparaissent des douleurs vives dans tout le bras et surtout dans les doigts qui sont très gonflés. Le plâtre est enlevé au bout de cinq semaines : paralysie complète du bras qui ne cède pas aux divers traitements employés. Seize semaines après l'accident, gonflement considérable de la main et des doigts qui sont en légère flexion. Les mouvements passifs provoquent de très vives douleurs qui s'étendent à tout l'avant-bras. Le courant faradique n'a aucune action, sauf sur le premier interosseux qui a quelques contractions ; le courant galvanique provoque quelques légères contractions ainsi que l'excitation électrique des troncs nerveux. La sensibilité est conservée.

Observation 11. — Sonnenkalb. *Deu. Med. Wochenschrift*, 1885, page 273. — Jeune homme de 25 ans. Fracture du milieu du bras gauche, le 5 septembre 1884. Le jour même on enveloppe le bras jusqu'au coude avec des bandes plâtrées. Bande simple sur l'avant-bras. Peu de temps après enflure très prononcée de la main. Nombreuses phlyctènes au niveau de l'avant-bras. Au bout de huit jours, ablation du plâtre du bras; on le renouvelle et on le laisse durant trois semaines. La sensibilité était si atteinte que neuf semaines après l'accident le patient se brûlait la main sans ressentir aucune douleur. L'avant-bras est immobilisé dans une position intermédiaire à la pronation et à la supination. Main fléchie sur l'avant-bras. Doigts en griffe. La sensibilité persiste au niveau du bras et de l'avant-bras; elle est complètement supprimée à la main et aux doigts intéressant d'une façon uniforme les nerfs allant à la main. Le courant faradique est ressenti à l'avant-bras jusqu'à la main. Le courant galvanique ne provoque aucune commotion désagréable.

Traitement. — Bains chauds. Mouvements passifs et massage des muscles atteints.

Après un mois de ce traitement la sensibilité était complètement revenue au niveau de la main. Les articulations étaient devenues complètement mobiles.

Cependant les mouvements d'extension demeurèrent médiocres.

Observation 12. — Petersen. *Archivs. für Klinike Chirurgie*, 1888. — Fillette âgée de 4 ans 1/2. Au mois d'octobre 1887 fracture de la partie supérieure du bras. Le fragment supérieur de l'os fracturé a traversé la peau. Pansement. Gouttière en carton. Guérison de la fracture au bout de six semaines mais bras très amaigri. Le coude et le poignet ne peuvent plus être complètement étendus. Doigts fléchis; la flexion active était impossible. Pouls radial difficile à sentir (Janvier 1888). On pensa à la maladie de Volkmann, mais un signe embarrassait : les doigts avaient perdu toute sensibilité et les courants faradiques les plus intenses ne réveillaient aucune douleur. On pensa alors à une compression du médian par les tissus de cicatrice. *Opération.* Le nerf fut découvert et on eut la preuve que c'était une compression du médian par une bride très tendue de tissu fibreux cicatriciel. L'artère brachiale était presque oblitérée du fait de son passage dans un canal fibreux. Muscles fléchisseurs, blanchâtres, rigides. Après la guérison de la plaie opératoire, mouvements passifs, massage. Plusieurs fois on imprima, sous la narcose, de grands mouvements d'extension au membre fléchi. *Résultat.* L'extension active put être faite à un plus haut degré et la malade put saisir des objets avec le pouce et la main surtout au moyen de l'adduction de ce doigt.

Observation 13. — Hildebrand. *Deutsche Zeitschrift für Chir.*, 1890. — E. M..., enfant de 5 ans. Chute par-dessus la rampe d'un escalier. Fracture du radius droit au tiers moyen Attelle assez serrée. Les jours suivants douleurs dans le bras ; doigts bleuâtres, enflés. Appareil enlevé au bout de trois jours, renouvelé et définitivement enlevé au bout de quatre semaines. Il s'était produit une contracture palmaire de la main et des doigts. Massage et électricité ne firent rien. Aussi trois mois après on fit le redressement forcé de l'avant-bras de la main et des doigts. Au bout de deux mois et demi la malade étend complètement la main et les doigts.

Observation 14.— Niessen. *Deuts. med. Wochensch.*, 1890. Cas 1. — Femme de 34 ans. Fracture de la styloïde radiale gauche. Le jour même plâtre allant du coude au poignet. Peu de temps après, œdème de la main, douleurs dans l'avant-bras. On laisse l'appareil durant cinq jours. Lorsqu'on l'enlève doigts immobiles en griffe. On mit le bras durant six semaines dans une attelle en fer blanc. Le 16 juin 1885, dix semaines après l'accident, cal exubérant. Atrophie des muscles de l'avant-bras gauche, de la main et des doigts. Espaces intermétacarpiens déprimés. Peau sèche, amincie, excoriée par places, plus froide que du côté sain. Le coude a conservé ses mouvements normaux. Pronation et supination gênées par le cal. Main légèrement fléchie. Les doigts déjà fléchis peuvent l'être encore un peu mais pas jusqu'au contact de la paume. Au niveau des troisième et quatrième espaces interosseux aucune réaction à un courant très fort. Troubles de la sensibilité localisés à la main. L'excitation électrique des nerfs produit une contraction nette des fléchisseurs et extenseurs. En somme, troubles moyens de la fonction musculaire de l'avant-bras ; troubles plus graves atteignant la petite musculature de la main, surtout les interosseux.

Anesthésie de la région du nerf cubital.

Traitement. — Massage quotidien de l'avant-bras et de la main. Mouvements passifs de la main et des doigts. Bains de bras chauds. Après six semaines de traitement amélioration. La sensibilité est revenue presque complètement. Mouvements d'abduction et d'adduction des doigts sont bien exécutés. Cependant position du cinquième doigt peu améliorée. Mouvements du poignet gauche moins souples qu'à droite.

Observation 15 Niessen (*Obs. II*). — Enfant de 10 ans. Fracture par arrachement de l'épiphyse inférieure du bras gauche. Peu de temps après attelle de Volkmann. Malgré douleur dans le bras et enflure de la main on n'enleva le plâtre que le treizième jour. Doigts en griffe. Membre gauche atrophié et froid. L'avant-bras fait avec le bras un angle obtus. Les mouvements dans le coude sont possibles. Main un peu fléchie sur le bord cubital. Les mouvements de flexion sont limités. La main ne peut être étendue jusque dans le prolongement de l'avant-bras. Supination et pronation limitées. Main en griffe. Pouce accolé à l'index. La main étant mise en flexion passive les troisièmes phalanges peuvent être étendues, ce qui est impossible si la main est dans le prolongement de l'avant-bras. Les extenseurs de la main se contractent avec un fort courant faradique tandis que les fléchisseurs et les petits muscles de la main ne réagissent pas. L'excitation électrique des nerfs est obtenue bien que l'action sur les muscles soit minime. La main tout entière est insensible au contact léger, surtout dans la région innervée par le cubital.

Traitement. — Le même que précédemment. Résultat après trois semaines. Muscles de l'avant-bras moins durs. Les troubles de la sensibilité ne sont pas modifiés.

On n'a pas revu le malade depuis.

Observation 16. — Davidsohn. Thèse d'Erlangen, 1892. — G..., 12 ans. Fracture de l'avant-bras. Appareil serré. Gonflement, cyanose des doigts. Escarres. Contracture ischémique. Phlyctènes des doigts. Hypoexcitabilité des nerfs et des muscles sauf pour l'éminence thénar dont les muscles offrent la D. R.

Traitement. — Électrisation et massage quotidiens de la main et des doigts. Mouvements actifs et passifs furent imprimés à la main. Amélioration peu sensible.

Le 25 mars. — Les tendons fléchisseurs furent mis à nu et allongés par une incision en escalier. Suture de plaie.

La main fut étendue à l'aide d'une attelle. Des mouvements actifs et passifs des doigts, en particulier l'extension, furent imprimés avant et après l'application de l'attelle. Le résultat fut favorable. Les doigts purent être étendus même lorsque le poignet était en complète extension. Le pouce est encore en abduction et en flexion. Les muscles de ce doigt donnent encore la réaction de dégénérescence.

Observation 17. — PINGEL. Thèse de GREIFSWALD, 1892. — Enfant de 10 ans. Fracture probable du bras gauche le 4 août 1891. Appareil plâtré une heure après l'accident. Il fut enlevé le 7 août à cause de douleurs très vives. Phlyctènes sur l'avant-bras. Main œdématiée. Doigts insensibles et immobiles. Le traitement est suspendu. Le 26 août, guérison des lésions cutanées. Mobilité du coude limitée; mais ni difformités, ni lésions nettes de cette région.

2 *septembre.* — A la partie antérieure de l'avant-bras surface bourgeonnante de la grandeur de 1 mark. Tout le coude est œdématié et immobile. L'extrémité inférieure de l'humérus est plus épaissie comme si l'os était hypertrophié.

Traitement. — Bains chauds quotidiens et emploi d'appareils de gymnastique durant trois quarts d'heure par jour. Les mouvements passifs imprimés au poignet sont douloureux. Les doigts sont mobiles. La main et l'avant-bras sont plus froids du côté malade.

Le 10 *septembre.* — Les doigts sont fléchis et reviennent en flexion lorsqu'on les abandonne après les avoir étendus passivement. La nuit, application d'un bandage pour maintenir les doigts en bonne position. Les fléchisseurs ne réagissent pas aux courants faradiques.

Le 20 octobre. — Mobilité du coude très améliorée. Flexion des doigts plus accentuée, malgré la précocité du traitement. Abduction et adduction du pouce meilleures que la flexion.

Le 27 octobre. — Excitation faradique et galvanique nulle pour les fléchisseurs et les muscles de l'éminence hypothénar, faible pour ceux de l'éminence thénar. Les extenseurs réagissent.

Le 16 décembre 1891. — Avant-bras gauche sensiblement plus atrophié. Différence de pourtour à une même hauteur (3 cm. 1/2). Mouvements actifs du coude énergiques. Le côté externe de la partie inférieure de l'humérus présente un épaississement osseux indiquant qu'il s'était produit une fracture articulaire au niveau de la partie externe de l'humérus.

Supination très limitée. Le poignet conserve un tiers des mouvements. Doigts moins fléchis; leur extension passive est facile. Mouvements actifs ne se font qu'au niveau de l'articulation métacarpo-phalangienne. Mouvements actifs du pouce sensiblement améliorés. Flexion et extension possibles et suffisamment étendues.

Observation 18. — Pingel (Obs. II), 1892. — Alfred, âgé de 6 ans. Fracture de l'humérus gauche, près du coude. Appareil plâtré aussitôt. Dès le lendemain œdème et teinte violacée de la main. Ablation du plâtre. La main était littéralement transformée en une vaste ampoule.

1er *septembre* 1891. — Bras gauche fortement gonflé. Peau de l'avant-bras soulevée par de vastes ampoules. Sur le dos de la main tuméfaction fluctuante assez tendue. Les doigts sont immobiles et insensibles. Pansement humide et fine attelle. Écharpe.

3 *septembre.* — Main toujours enflée. Incisions longitudina-

les sur le dos de la main ne sont pas senties ; il s'en écoule du liquide séreux.

15 *septembre.* — L'épiderme de la main et de presque tout l'avant-bras se détache en lambeaux; il est complètement nécrosé.

25 *septembre.* — Nombreuses granulations sur le dos et la paume de la main. Sur le dos des premières phalanges des deuxième, troisième et quatrième doigts, bourgeons ulcérés. Os en partie découverts.

Près du poignet zone presque circulaire de peau gangrenée sur une étendue de 1 cm. 1/2.

3 *octobre.* — Abduction et adduction du pouce possibles ; les autres doigts toujours insensibles et immobiles.

10 *octobre.* — Les bourgeons charnus commencent à recouvrir les os qui étaient à nu. Pronation et supination à peine possibles. Électrisation faradique. Embaumement des plaies.

15 *novembre.* — Il n'y a plus que quelques bourgeons sur le dos de la main et les premières phalanges. Légère mobilité active et passive du poignet.

21 *décembre.* — État à la sortie : Atrophie de l'avant-bras gauche. Nombreuses cicatrices sur l'avant-bras et la main déformant ces régions. Les doigts sont rapprochés l'un de l'autre et immobiles. Le pouce est sur le même plan que les autres doigts et ne peut plus être mis en opposition avec ceux-ci. Légère flexion active du poignet.

Pronation et supination à un très faible degré. La mobilité des doigts est nulle. Excitabilité électrique des fléchisseurs est nulle. Celle des extenseurs et des supinateurs peu accentuée.

Doigts légèrement fléchis.

Observation 19. — 1892-1893. KEFERSTEIN. Thèse de Gœttinguen. — *Cas I.* — Henri L..., 10 ans. Fracture, en 1876, des deux os de l'avant-bras gauche ; pansement avec des attelles. Quelques heures après l'application de cet appareil, gonflement de la main qui devient bleue, indolore et se recouvre de vésicules. Parésie musculaire : les courants induits provoquent de faibles contractions. Quatre mois après l'accident, les muscles de la face antérieure sont très atrophiés dans leur tiers moyen et inférieur et, au contraire, hypertrophiés dans leur tiers supérieur au voisinage de leurs insertions épicondyliennes. *Résultats éloignés :* le malade ne peut faire aucun mouvement actif ; tout au plus peut-il encore fléchir volontairement les doigts sur la paume de la main (1892).

Observation 20. — *Cas II.* — Henri F..., 9 ans. Fracture du radius droit au tiers moyen ; traitement avec une attelle dorsale et une attelle palmaire. Aussitôt après l'application de l'appareil, gonflement de la main qui devient bleue. L'appareil est maintenu en place ; et au bout de quarante-huit heures un médecin, consulté, enlève le pansement ; le bras apparaît alors comme gangrené et recouvert de vésicules. Quatre mois plus tard, atrophie complète de l'avant-bras ; la main est en pronation forcée et fléchie à angle droit ; supination impossible. Flexion des doigts. Sous anesthésie quelques mouvements de pronation et de supination sont encore possibles, ainsi que l'extension des doigts et de la main qui sont maintenus dans cette dernière position à l'aide d'un appareil plâtré. Revu trois mois plus tard, l'enfant tient sa main en pronation forcée. Légère atrophie musculaire surtout au niveau du tiers moyen des fléchisseurs de l'avant-bras. En ce point, traces de cicatrices profondes sur la face palmaire des muscles fléchisseurs. Griffe digitale. Mouvements actifs des muscles tout à fait impossibles; pas de réaction électrique.

Observation 21. — *Cas III.* — Enfant M..., âgé de 5 ans. Fracture de l'extrémité inférieure du radius droit. Traitement : attelle palmaire fortement serrée. Peu après son application, douleur dans tout le bras, gonflement et cyanose des doigts. L'appareil n'est enlevé qu'au bout de trois jours et laisse voir une escarre gagnant en profondeur et en étendue. Pansement et remise de l'appareil.

Au bout de quatre semaines, on l'enlève. La main est en flexion palmaire; griffe digitale. Massage et électrisation sans effet. Le 5 octobre 1888, le bras est fracturé à nouveau à l'endroit de la première fracture. Pansement de Roser, en même temps que l'on redresse les doigts; ceux-ci restent, cependant, en flexion palmaire. Massages et mouvements d'extension forcée. En novembre, la main et les doigts peuvent faire des mouvements d'extension. Revue en mai 1892, la malade est complètement guérie et sa main a repris sa fonction normale.

Observation 22. — *Cas IV.* — Jean G..., âgé de 6 ans 1/2 Fracture du bras. Traitement par des attelles en carton. Les jours suivants, douleurs vives empêchant le malade de dormir. Cinq jours après l'accident, le pansement est enlevé; on voit alors une tuméfaction considérable de l'avant-bras qui a pris une teinte bleu foncé et porte quelques vésicules (mars 1889). Vu en septembre 1889, le malade porte son bras en flexion presque à angle droit par suite de la contraction des fléchisseurs; la main est en demi-flexion à angle droit; griffe digitale. Pas de troubles de la sensibilité ; atrophie de la musculature du côté malade. Il s'agit d'une fracture sus-condylienne de l'humérus. — Le 3 octobre, on ne réussit que partiellement, sous anesthésie, à redresser le membre fléchi. Le 15 novembre, la flexion de la main et des doigts s'est reproduite. Redressement forcé, massage et électrisation. Amélioration : quelques mouvements actifs sont possibles; et l'on sent nettement la corde formée par les fléchisseurs contractés. Revu en mai 1892, le malade ne peut pas se servir de sa main ni de son bras qui sont considérablement amaigris et plus froids que les autres extrémités saines; la main et les doigts sont en flexion et revenus à l'ancien état de contracture.

Observation 23. — *Cas V.* — Gustave Sch..., âgé de 8 ans. Fracture du bras gauche au-dessus de l'articulation du coude Appareil plâtré immédiat; puis, deux jours après, attelles qui restent en place pendant quatorze jours. Après leur ablation, gonflement considérable du bras; flexion de l'avant-bras sur le bras qui est recouvert de vésicules. L'extension complète est impossible; la flexion à angle droit est seule possible ; la rotation est impossible. Le cubitus, le radius, ainsi que le fragment inférieur de l'humérus, sont rejetés en arrière et un peu latéralement; le fragment supérieur de l'humérus fait saillie au pli du coude et gêne la flexion. La main est en flexion légère. Griffe digitale. Quelques mouvements d'extension et de flexion sont encore possibles. — Le 27 octobre, réduction de la fracture et traitement de la contracture. La fracture est réduite sous narcose, après avoir brisé le cal vicieux. Puis appareil plâtré, le membre étant en flexion à angle droit. — Le 23 décembre, mouvements passifs dans tout le membre; massage et électrisation. Amélioration longue à se manifester. — En février 1891, brûlures(?) de la main. Sensibilité affaiblie ou nulle à la face palmaire de la main; sensibilité conservée au dos de la main. — En mars 1891, l'état de la main ne rappelle en rien l'état de contracture antérieur. La main est presque complètement mobile sur le poignet. Les mouvements passifs de pronation et de supination, sont faciles; quelques mouvements actifs de pronation et de supination. Les mouvements actifs de flexion de l'avant-bras sur le bras sont possibles; l'extension ne peut pas dépasser 45 degrés. Amélioration de la sensibilité. Les doigts restent bien encore fléchis; mais le malade peut se servir de sa main. Amaigrissement total de l'avant-bras.

Observation 24. — *Cas VI.* — Henri H..., âgé de 9 ans. Fracture du bras au niveau de l'articulation du coude; pansement serré avec des attelles. Peu après, douleurs violentes empêchant le malade de dormir; insensibilité complète de la main qui est très œdématiée. Les douleurs diminuent un peu après l'ablation de l'appareil. Menace de gangrène. Pansement sous chloroforme. Atrophie des muscles de l'avant-bras et de la main; les fléchisseurs forment une corde dure nettement perceptible. Forte flexion de la main sur le poignet. Griffe digitale. Insensibilité complète des doigts (sauf le pouce) sur la face dorsale et sur la face palmaire. A l'examen sous chloroforme, on voit que le nerf médian est intéressé par les fragments osseux. Libération du nerf et mise en extension des doigts et de la main. Ulcération des deuxième et troisième phalanges de l'index, guérie par des pansements au sublimé. Des mouvements passifs faits deux fois par jour sont très douloureux ainsi que l'électrisation ; au bout d'un mois, légère amélioration ; mais il n'y a pas de mouvements actifs. Le pouce ne peut faire aucun mouvement. Revu en mai 1892, le malade présente une forte contracture des muscles de la main, les ongles étant presque inclus dans les chairs. Amaigrissement considérable de la main et du bras. L'électrisation ne donne aucun résultat.

Observation 25. — *Cas VII.* — Frédéric D..., âgé de 5 ans; fracture du coude gauche; appareil plâtré. Au bout d'un mois, paralysie de la main. La main et les doigts sont en flexion forcée. Troubles de la sensibilité de la main et de l'avant-bras dans la zone des fléchisseurs. Les mouvements du coude (flexion et extension) sont encore possibles. Contracture des mus cles fléchisseurs. Cinq mois après l'accident, anesthésie: tenta tive d'extension des doigts qui ne réussit qu'à moitié. Mouvements passifs des doigts, très douloureux. Au bout d'un mois, les mouvements de la main et des doigts sont améliorés bien que ceux-ci soient encore gonflés. Résultats éloignés inconnus, le malade n'étant pas revenu.

Observation 26. — Henle (*Centrablatt für chirurgie*), 1896, nº 19. — F. S..., 9 ans. Fracture de l'avant-bras droit en octobre 1895. On appliqua aussitôt un plâtre. Mais douleurs vives et tuméfaction déterminèrent à l'enlever. On le remplaça par un autre plâtre qui fut porté jusqu'à la consolidation de la fracture. Les doigts s'étaient mis en flexion, mais des mouvements passifs et actifs soigneusement faits amenèrent une certaine amélioration. Les mouvements de la main et des doigts étaient dans certaines limites libres et indolores. A l'entrée de la clinique, main droite en flexion palmaire prononcée. Lorsque les doigts étaient étendus, cette flexion de la main sur le poignet atteignait 90°; les mouvements des doigts étaient libres. Rotation du bras intermédiaire à la pronation et à la supination. Réactions électriques normales. Circonférence du bras droit mesure 1 centimètre de moins. Le 5 février 1896, narcose chloroformique. Hémostase locale. On aborde les os par une incision radiale postérieure, et par une autre incision cubitale et latérale. On les isole à la rugine et on les résèque. Au moment où on étend le poignet et les doigts la suture du radius ne tint pas par suite du ramollissement de l'os. Suture de la plaie cubitale, puis le bras est mis dans une gouttière. On fit ensuite la suture de la plaie radiale ; s'assurant de la bonne position des extrémités non suturées du radius on met une gouttière dorsale. Aucune réaction. Quatorze jours après, changement d'appareil. Os en bonne position. On fixe les doigts en bonne position d'extension en mettant la nuit une gouttière. Lenteur de consolidation du radius. Mouvements libres au niveau des doigts, limités au niveau du poignet. Pronation et supination limitées. Le malade peut effectuer une torsion de 90°. Position de la main et des doigts en extension, comme après l'opération. Mouvements du poignet presque libres.

Observation 27. — Johnson (*The Lancet*, 1898). — Enfant de 8 ans présentant une contracture très marquée du poignet et des doigts consécutive à une fracture de l'extrémité inférieure de l'humérus. La fracture avait été soignée avec des bandes plâtrées fortement serrées et dont la pression excessive avait produit une cicatrice douloureuse à la partie antérieure de l'avant-bras. Opération exploratrice montre que la contracture du membre ne dépendait pas d'une lésion du nerf au niveau de la fracture et le cas fut regardé comme un cas type de maladie de Volkmann.

Résection d'un court fragment du radius et du cubitus. Le résultat de cette opération sur le poignet et les doigts contractés fut satisfaisant. Malheureusement les os sectionnés se consolidèrent par un cal fibreux et il fut nécessaire d'appliquer une nouvelle attelle pour donner de la force au membre.

Observation 28. — Davies-Colley, 1898 (*Guys Hospital Gaz.*, 1898.—Fracture grave de l'humérus près de l'articulation du coude. L'enfant âgée de 6 ans entra à l'hôpital le 18 mai 1898. Avant-bras fléchi sur le bras. Main en griffe. Grande limitation de la pronation et de la supination. Poignet difficile à étendre. Sensibilité normale. Cicatrice d'ancienne escarre au-dessus du coude. Muscles fléchisseurs de l'avant-bras atrophiés et durs. Il ne semble pas y avoir de paralysie nerveuse.

Traitement. — Incision de 3 pouces à la face antérieure de l'avant-bras juste au-dessous du coude. Muscles formés de tissu fibreux et adhérents aux nerfs cubital et médian.

Les muscles atteints, c'est-à-dire fléchisseurs superficiels et profonds, cubital antérieur, grand palmaire, long supinateur et rond pronateur, furent coupés. De notables efforts furent faits pour étendre le poignet et les doigts. On réussit pour le poignet mais non pour les doigts. Un mois après deuxième opération juste au-dessus du pli du poignet ; les tendons des longs fléchisseurs superficiels et profonds furent coupés. Les doigts et le pouce furent relâchés. On mit le bras et la main en bonne position, le poignet et les doigts étant étendus complètement. On appliqua un plâtre trois mois après l'opération, les doigts étaient en bonne position et avaient des mouvements sauf ceux de flexion naturellement absents.

Observation 29. — Clarke, 1899 (*Orthopedic Surgery*, 1899, page 49). — Garçon de 6 ans. Fracture de l'extrémité inférieure de l'humérus. Attelles changées au bout de trois jours. Gros gonflement du coude. Pendant les deux ou trois premières semaines l'enfant avait beaucoup souffert, il était incapable de mouvoir ses doigts. Le coude désenfla mais resta ankylosé. Les adhérences furent rompues sous le chloroforme. Aucune réaction des muscles de l'avant-bras au courant galvanique ou faradique.

Traitement. — Courant galvanique faible. Légère réaction au bout d'une semaine. Les fléchisseurs réagissaient mais le rond et le carré pronateur ne réagissent pas. Le long supinateur a toujours réagi. Sensibilité revint parallèlement à la réaction musculaire. La malade acquit une force considérable de l'avant-bras. Les muscles du pouce furent très rebelles. Pendant quelques semaines il put à peu près se servir de son bras et de sa main. Puis le bras tout entier commença à s'atrophier et à se raidir se mettant de plus en plus en pronation. Tendance de la main à se mettre en griffe, sensibilité parfaite.

Opération. — Dès que la difformité eut cessé de s'accroître j'ai divisé les tendons par une incision longitudinale courte.

La difformité disparut entièrement.

Observation 30. — Dudgeon. *Cas I* (Clutton) (*Lancet*, janvier 1902). — Enfant de 5 ans, admise à l'hôpital le 15 septembre 1897.

Le jour de Noël 1896 chûte entraînant fracture du bras juste au-dessus de l'articulation du coude. Réduction de la fracture. Attelles. Deux jours après ablation des attelles. Plaie énorme au niveau de la fracture. Doigts enflés et décolorés. Pansements. Six mois après l'accident, mouvements volontaires de la main impossibles. Doigts fléchis dans la paume. Sensibilité du bras et de l'avant-bras normale. Réactions électriques normales. Massages deux fois par jour. Aucune amélioration.

Le 22 octobre 1901 la malade revint à l'hôpital. Avant-bras extrêmement amaigri et beaucoup plus court que celui du côté sain. Le radius et le cubitus étaient beaucoup plus petits.

La main ne pouvait être étendue; elle était froide et bleue mais sensibilité normale. Pronation et supination impossibles. Mouvements du coude normaux. On continua le massage durant trois semaines sans aucune amélioration.

Observation 31. — *Cas II* (Pitts). — Jeune homme de 20 ans. Blessé à l'avant-bras par un marteau de forgeron. Diagnostic imprécis. Attelle antérieure allant jusqu'à l'extrémité des doigts. Cinq semaines plus tard on enlève l'attelle et on met le bras dans un plâtre pendant plus de deux mois. La contracture qui ne s'était pas produite avec l'attelle se montra après l'application du plâtre qui ne descendait que jusqu'au poignet. Deux mois après l'accident, la contracture des doigts dans la paume de la main était très marquée. Poignet et mains fléchis. Tous les mouvements étaient considérablement diminués.

Tous les jours massage et courants faradiques.

Le 7 novembre 1901, on revit le malade. Il avait été massé pendant toute une année. Les doigts sont en demi-flexion mais les mouvements d'extension se font très bien. Mouvements du poignet normaux. Avant-bras à muscles plus durs. Sensibilité normale. Réactions électriques normales pour les nerfs et les muscles. Le malade travaille actuellement comme ouvrier horloger et peut très bien faire ce travail.

Observation 32. — Dudgeon. *Cas III.* — Enfant de 5 ans Fracture du radius et du cubitus droits au niveau du tiers moyen. Attelles antérieure et postérieure. Le 27 avril 1898, une semaine après l'accident, ablation des attelles. Bras dans un état satisfaisant. Les attelles sont remises. Le malade est revu le 3 mai. Bras en bonne position ; les attelles sont remises jusqu'au 9 mai. Durant cette dernière semaine les doigts enflèrent légèrement et on trouva une plaie sur la partie antérieure de l'avant-bras. Réapplication des attelles. Le 25 mai, plaie cicatrisée ; mais doigts fléchis et poignet légèrement fléchi aussi.

Mouvements passifs. Massage. Électricité.

Le 25 juin, poignet partiellement fléchi. Deuxième et troisième phalanges fortement fléchies. Aucune diminution du pouvoir d'extension du poignet. Réactions électriques normales. Massage deux fois par jour. Le 15 août, amélioration considérable du bras malade.

Le 14 novembre 1901, c'est-à-dire trois ans après l'accident, aucune difformité de la main. Position des doigts normale. Très légère faiblesse des muscles de l'avant-bras fermes et durs. Sensibilité normale, de même pour les réactions électriques. L'enfant s'habituait à faire avec la main malade tous les mouvements qui étaient utiles. La difformité avait disparu graduellement. Le malade peut faire tous les travaux ordinaires aussi bien que n'importe quel enfant de son âge.

Observation 33. — *Cas IV.* — Enfant de 6 ans. Le 6 décembre 1900, fracture du bras juste au-dessus du coude. Gonflement considérable. Le bras fut mis en position fléchie dans le plâtre. Le lendemain doigts œdématiés et bleuâtres. La malade ne fut ramenée que quatre jours après l'application de l'appareil. Quand on l'enleva on trouva un large sillon de pression douloureux à la face antérieure de l'avant-bras. Les doigts commencent à se fléchir. En janvier 1901, articulation du coude semi-fléchie et immobile; avant-bras en pronation. Muscles très atrophiés et très durs. Forte flexion des deuxième et troisième phalanges dans la paume de la main. Le poignet et les doigts ne peuvent être étendus simultanément. Action des interosseux assez bonne. Main froide. Sensibilité normale. Escarre sur le côté cubital de l'avant-bras, à sa partie supérieure. Réactions électriques normales sauf pour les muscles innervés pour le nerf cubital du bras et de la main. Réactions faradique et galvanique de ces derniers muscles sont diminuées. Le nerf montre aussi une diminution d'excitabilité au courant faradique. Les articulations des doigts ne sont pas prises. Massage trois fois par semaine. Amélioration légère mais la flexion de la main est toujours accentuée.

Observation 34. — BARNARD. *Cas I.* — Fillette de 3 ans. Le 16 mars 1900, fracture des deux os de l'avant-bras, tiers moyen. Attelles antérieure et postérieure. Écharpe. Une semaine après, sillon douloureux allant de quatre travers de doigt au-dessous du milieu de la face antérieure de l'avant-bras jusqu'au poignet. Sillon plus léger à la face postérieure de l'avant-bras et sur l'éminence thénar. Bonne consolidation de la fracture. Le 15 avril 1900, flexion progressive des doigts et de l'articulation métacarpo-phalangienne du pouce malgré le massage et l'application d'un nouvel appareil plâtré.

La main a l'attitude en griffe. Mouvements volontaires perdus. Aucune zône d'anesthésie. Panaris de l'index droit.

Le 10 septembre, opération.

Pas de tourniquet pour l'hémostase.

Incision de la peau un peu au-dessous du coude jusqu'à un peu au-dessus du poignet sur le milieu de l'avant-bras.

La peau fut réclinée de chaque côté et les tendons qui n'étaient pas plus gros qu'une forte ficelle furent incisés sur une longueur d'un pouce et demi et les deux moitiés furent coupées au-dessus et au-dessous de l'incision des deux côtés. Les doigts furent alors étendus et les deux moitiés des tendons divisés purent glisser l'un sur l'autre. Ils furent alors réunis par un ou deux points de suture à la soie nº 1. De cette façon, quatre tendons des fléchisseurs superficiels des doigts, le tendon du long fléchisseur du pouce et les fines bandelettes des tendons fléchisseurs profonds furent allongés et suturés. Les derniers tendons étaient si confus et si adhérents dans la profondeur du poignet qu'on dut les sculpter dans la masse et les diviser jusqu'à ce que les dernières phalanges pussent être étendus. On évita la confusion entre les extrémités des tendons en employant des sutures guides. Les tendons superficiels une fois divisés furent réclinés après avoir été traversés par une suture guide. On fit de même pour les fléchisseurs profonds et le fléchisseur propre du pouce. Au cours de l'opération un ou deux vaisseux seulement nécessitèrent l'application d'une pince et on fit à peine quelques ligatures quoique la radiale, la cubitale et les vaisseaux interosseux antérieurs fussent découverts dans la plaie. Toute l'opération se passa sans hémorragie ni suintement. Les muscles étaient pâles et fibreux. Le bras fut placé avec les doigts complètement étendus sur une attelle postérieure bien enveloppée d'ouate. Ablation des fils au bout d'une semaine. Une quinzaine après l'opération massage et mouvements passifs quotidiens. Attelle postérieure pendant la nuit. Exercices pendant le jour.

Observation 35. — Barnard. *Cas II.* — Garçon de 4 ans. La partie supérieure de l'avant-bras gauche fut très fortement serrée. Gonflement progressif dû à un hématome. Les rayons X montrent l'absence de fracture. Attelle légèrement serrée à cause des douleurs très vives. La contracture de tous les tendons fléchisseurs commença cinq semaines après l'accident et huit semaines après la main gauche était dans l'attitude en griffe. Quand le poignet est fléchi, les doigts peuvent s'étendre. Avant-bras complètement en pronation et immobile. Pas d'anesthésie nette de la main bien que la peau des doigts fût lisse et brillante, et que la main fût plus froide. Aucune amélioration par le massage et l'électricité. Le 30 mai 1900, opération identique à la précédente. Élongation des tendons fléchisseurs superficiels et profonds et du long fléchisseur du pouce. Même traitement pour prévenir la contracture secondaire. Panaris de l'index comme dans l'autre cas. Au bout de quatre mois l'amélioration était si marquée que la mère de l'enfant demanda une opération contre la perte des mouvements de rotation de l'avant-bras.

Le 20 octobre 1900. — Nouvelle opération.

Incision à partir de l'extrémité supérieure de l'ancienne cicatrice jusqu'au pli du coude. L'insertion du rond pronateur fut mise à nu ; et le muscle fut divisé des deux côtés comme les tendons fléchisseurs. On essaya alors d'obtenir la supination de l'avant-bras mais sans résultat. Une incision à la face postérieure du cubitus et intéressant le périoste fut faite à un pouce et demi au-dessus de la tête cubitale, entre les fléchisseurs et le cubital postérieur. Avec une rugine on sépara du cubitus l'insertion du rond pronateur. L'avant-bras fut alors mis en supination sur une attelle. Puis mouvements passifs et massages quotidiens. La pronation fut recouvrée partiellement et la rotation était satisfaisante, tandis qu'elle était nulle avant cette deuxième intervention.

Observation 36. — Ward (*Lancet*, 8 février 1902). — Jeune femme de 21 ans, entre à l'hôpital le 24 janvier 1900. Six semaines avant, elle introduit distraitement sa main dans un métier à tisser pour ajuster quelque chose en marche. L'ensouple en s'avançant lui accrocha le bras et le pressa momentanément contre le cadre de la machine. L'ensouple en rétrogradant dégagea le bras immédiatement. Le bras enfla beaucoup et presque aussitôt, il fut simplement mis en écharpe, le médecin n'ayant pas trouvé de fracture. La malade s'aperçut que ses doigts se fléchissaient, mais elle pensa qu'ils étaient ainsi à leur aise, et ce ne fut que trois semaines plus tard que l'on tenta de redresser les doigts. On imprima des mouvements passifs d'extension durant trois semaines saus aucun résultat. A son admission à l'hôpital, on trouva que le poignet et les doigts ne pouvaient se redresser tous deux en même temps. Si la malade redressait ses doigts, le poignet fléchissait, formant un angle de 60°; si elle redressait le poignet, les doigts fléchissaient au niveau des deuxième et troisième phalanges. Pouce indemne. Sensibilité tactile normale.

Opération le 12 février. — On découvrit les tendons en retroussant un lambeau de peau, juste au-dessus du ligament annulaire. Allongement des tendons par incision en Z. Quelques semaines après les mouvements d'extension se firent et devinrent tout à fait normaux. Force musculaire diminuée mais s'améliora par la suite. Depuis la malade a repris son travail ayant recouvré tous les mouvements de ses doigts et sa force musculaire.

Observation 37. — *Cas II de* WARD. — Enfant de 12 ans. Chute. Fracture de l'avant-bras. Éclisses antérieure et postérieure furent gardées dix semaines. Elles furent retirées parce qu'en-dessous d'elles il s'était formé une large plaie au niveau du pli du coude. Doigts fléchis, raides et inutiles. Jointures du coude et du poignet immobilisées en flexion. La peau s'était détachée au niveau de la face dorsale des doigts ; les ongles étaient partis. Le poignet et les doigts ne pouvaient être redressés. Le pouce était raide et fléchi au niveau de la jointure interphalangienne. Doigts lisses, brillants, livides. Cicatrices d'ulcérations anciennes sur le dos des phalangines de l'index, du médius et de l'annulaire.

Opération identique à la première, sauf que les tendons furent découverts par une incision longitudinale et qu'ils furent suturés bout à bout après leur division. La plaie ayant suppuré, les mouvements passifs furent remis. Quelque temps après qu'on eut commencé à les imprimer, l'enfant fut retiré de l'hôpital parce qu'il jetait des cris déchirants lorsqu'on lui faisait exécuter les mouvements passifs. Il fut ensuite perdu de vue.

Observation 38. — W. PAGE (*Lancet*, 1900, t. 1, page 83). — Enfant de 4 ans, chute sur le coude. Fracture transversale de l'extrémité inférieure de l'humérus, ou peut-être disjonction épiphysaire. Le bràs est fixé en flexion forcée dans un appareil à attelles. Escarre au-dessous du pli du coude. Tendance croissante à la contracture de la main et des doigts. Trois mois après, quand Page la voit, contracture ischémique typique. D. R. nette. Troubles de la sensibilité dans le domaine du cubital (anesthésie partielle). L'auteur a oublié de repérer ses tendons à mesure qu'il les sectionnait et craint d'avoir commis quelques erreurs dans les sutures. L'index n'a pas recouvré sa flexion. Résultat satisfaisant.

Observation 39.— Littlevood (Traduction Denucé). — F..., 8 ans. Fracture de l'extrémité inférieure de l'humérus ; appareil avec attelle rectangulaire interne durant cinq semaines. Contracture en flexion de la main et des doigts. Saillie osseuse au niveau de la fracture. Anesthésie partielle de l'annulaire et du petit doigt. Ténoplastie. Grande amélioration.

Observation 40. — F..., 6 ans. Fractures graves du coude et de l'avant-bràs. Escarre, puis contracture ischémique très marquée. Ténoplastie. Guérison. Mais résultat moins bon que dans le cas précédent.

Observation 41. — Battle (in Dudgeon, *loco citato*). — Enfant de 12 ans. Fracture de l'avant-bras le 21 mai 1895. Six semaines après l'accident, le malade ne pouvait allonger ses doigts. La fracture fut traitée par des attelles. Sillon douloureux au niveau de l'avant-bras sous l'attelle antérieure. Bras gauche atrophié. Avant-bras en pronation. Doigts fléchis pouvant s'étendre après la flexion du poignet. Sensibilité et réactions électriques normales. Traitement: Révulsion et courants galvaniques. Légère amélioration.

Observation 42. — Obs. de Schloffer (in Dudgeon, *loco citato*). — G..., 18 ans. Coup de feu dans la région du cœur le 19 décembre 1900. Le pouls radial droit n'est plus sensible. Le lendemain violentes douleurs dans le bras droit. La main et les doigts à droite s'immobilisent ; muscles de l'avant-bras durs et douloureux, avant-bras et main cyanosés. Sensibilité normale au niveau du bras, très diminuée au-dessous du coude dans le domaine du médian, du cubital, du musculo-cutané. Schloffer diagnostique une paralysie ischémique.

Le projectile est retrouvé par l'examen radiographique dans la cavité axillaire où il a dû amener la thrombose et l'oblitération de l'artère. D R dans les muscles affectés. Massage, bains d'air chaud. Amélioration sensible de la paralysie et de la contracture. Mais à la suite d'un bain d'air chaud il se produisit des phlyctènes sur les quatrième et cinquième doigts, sans que le malade eût rien ressenti. La sensibilité réapparut pour l'avant-bras ; elle resta atténuée pour la main et nulle pour les doigts.

Observation 43. — Wallis (*The Practictionner*. London, 1901, octobre). — Fille de 20 ans, atteinte d'absence congénitale de l'articulation radio-cubitale supérieure de l'avant-bras droit.

Opération le 6 *juin* 1900. — On plaça au préalable à la partie supérieure du bras une bande d'Esmarch. Opération longue et difficile durant une heure et quart. Pendant ce temps la bande fut nécessaire. Résection de la tête du radius. On mit le bras en supination forcée On ferma la plaie mais pendant ce mouvement fracture du cubitus. Vingt-quatre heures après le bras était enflé et couvert de phlyctènes. Paralysie et perte de la sensibilité. Les attelles furent immédiatement enlevées. Doigts se mettent en griffe. Dix jours après, sensibilité atteinte dans les régions du médian et du cubital.

La fracture du cubitus retarda le traitement. On dut intervenir et suturer les deux fragments. Main en griffe, les doigts ne s'étendent que lorsqu'on fléchit le poignet. Les sept mois suivants galvanisation de la main et de l'avant-bras, tous les jours.

Bains chauds. — Après ce traitement les doigts purent être étendus passivement. Le pouce put se mouvoir un peu et la peau avait repris son aspect normal.

Pour obtenir une guérison plus parfaite on se décida à faire l'élongation des tendons. Longue incision allant du poignet jusqu'au milieu de l'avant-bras. On récline la peau. Les gaines des fléchisseurs furent ouvertes et se montrèrent plus épaissies et plus vasculaires que normalement. Tous les tendons des fléchisseurs superficiels et profonds et les radiaux furent divisés. Après la division des tendons les doigts étaient étendus et les tendons unis par une ou deux sutures. Le nerf médian était découvert au cours de l'opération, et épaissi par du tissu fibreux adhérent à sa gaine. Les muscles étaient pâles et les fibres musculaires fibreuses. Résultat immédiat de l'opération, très satisfaisant. Quinze jours après l'opération, on imprima des mouvements passifs. Au bout de trois semaines on commença à faire exécuter des mouvements actifs. On refit de l'électricité galvanique et du massage. La flexion et l'extension des doigts peuvent être faits à un degré limité. Le pouce peut être opposé aux phalanges de l'index avec une faible force. La sensibilité est tout à fait revenue. Après le massage les doigts deviennent souples et le nombre des mouvements possibles est augmenté.

Observation 44. — Martin (*Association française de chi-*

rurgie, 1903, page 934). — Fillette âgée de 4 ans 1/2. Fracture de l'avant-bras fin septembre 1902. Immobilisation dans un appareil composé de deux planchettes reliées par une corde. Une forte tuméfaction de la main se produisit. Ablation des attelles. Tout autour de l'avant-bras série d'escarres. Fracture consolidée en novembre 1902, mais la main est en griffe qui disparaît dans la flexion du poignet. La sensibilité est diminuée progressivement en allant de la main vers les doigts et cela également pour tous les doigts aussi bien à la face dorsale qu'à la face palmaire.

Atrophie assez notable de la main.

La radiographie montre qu'il y a une fracture en bois vert de la partie moyenne des deux os.

Consolidation complète sans hyperostose.

Traitement par les tractions lentes et continues. — La flexion des doigts s'atténua peu à peu. Trois semaines plus tard quelques mouvements volontaires reparurent. Les premiers jours de février, la griffe avait presque totalement disparu. On renvoie la malade en lui laissant encore son appareil.

Le 21 juillet. — Le résultat s'est maintenu. Les mouvements s'exécutent tous avec facilité. Pas de troubles sensitifs. Très légère atrophie. Quand la main est en extension les dernières phalanges restent légèrement fléchies. La mère de l'enfant n'a pas veillé à ce que l'appareil fût constamment en place. En outre cet appareil s'est cassé il y a quinze jours et n'a pas été remplacé. La malade se sert de sa main, tricote et porte des fardeaux assez lourds.

8 *octobre.* — Les doigts se placent dans la rectitude parfaite. L'atrophie a disparu. Les mouvements de flexion des doigts s'effectuent avec plus d'énergie sauf pour le petit doigt qui ne peut s'opposer au pouce.

Observation 45. — *Cas II.* — Fracture de l'extrémité inférieure du radius droit. Immobilisation dans un appareil.

Main en flexion assez prononcée ainsi que les doigts. L'extension des doigts n'est possible qu'après flexion forcée du poignet.

Pendant les mouvements passifs d'extension, les tendons fléchisseurs se tendent.

Troubles trophiques et de la sensibilité nuls. On diagnostiqua adhérence des tendons fléchisseurs aux os ou à leur gaine. L'opération a montré qu'il n'en était rien.

Traitement par tractions lentes et continues. — Après un mois de traitement la déformation de la main est corrigée; sa motilité volontaire réapparaît.

Observation 46. — Edington, 1903. (*Glascow medical Journal*, 1903, page 417). — Vers le 15 septembre 1902, Ruth. G..., âgée de 7 ans, se fracture l'avant-bras gauche. Attelles antérieure et postérieure durant six semaines. Dans cet intervalle elles avaient été retirées et réappliquées deux fois. La mère de l'enfant dit qu'une semaine après l'accident les doigts étaient très enflés et couverts de phlyctènes comme s'ils avaient été trempés dans de l'eau bouillante. Vive douleur dans le bras et l'avant-bras.

Au bout de six semaines, doigts fléchis, la malade ne peut se servir de sa main. De plus, escarre sur la face palmaire et inférieure de l'avant-bras.

Examen. — Atrophie de l'avant-bras. Avant-bras gauche et main froids et pâles. Cicatrices de phlyctènes sur la face dorsale des articulations phalango-phalanginiennes de l'index, du médius et de l'annulaire. La malade peut étendre dans une certaine mesure l'annulaire et le petit doigt mais toute tentative d'extension des autres doigts est accompagnée d'une flexion du poignet.

Sur la face de flexion de l'avant-bras, une escarre occupe une surface considérable, presque toute la moitié inférieure de l'avant-bras. Pronation et supination normales. Pouce de la main gauche n'est pas aussi fléchi que les autres doigts. Il ne semble pas y avoir d'atteinte du médian et du cubital. Alors que le membre est flasque il n'y a pas d'atrophie des muscles de l'avant-bras ou de la paume de la main. Il n'y a pas de creux interosseux

Examen électrique. — Pendant le sommeil de l'enfant sous le chloroforme tous les muscles de l'avant-bras et de la main, extenseurs et fléchisseurs, donnèrent des réactions normales aux courants galvaniques et faradiques mais moins vigoureuses que dans le bras sain, surtout pour les muscles fléchisseurs. Quelques fibres seulement de ces muscles étaient saines et capables de réagir.

Opération. — Les fléchisseurs furent mis à nu dans le tiers inférieur de l'avant-bras en réclinant en haut un lambeau de 5 centimètres de longueur et de la largeur de l'avant-bras. L'extrémité de ce lambeau croisait la main juste au-dessous du pli du poignet. On espéra que, le découpant aussi bas, le bord libre serait non seulement loin du centre de l'opération sur les tendons, mais qu'il recevrait aussi un gros apport sanguin des régions thénar et hypothénar. On verra que cet espoir ne fut pas réalisé. Le lambeau ayant été soulevé, tous les tendons fléchisseurs, sauf celui du cubital antérieur, furent allongés par une incision en Z. Au niveau de la moitié de l'avant-bras un peu de tissu cicatriciel fut trouvé au-dessous du tissu sous-cutané. Ceci ne correspondait pas à une partie de la région occupée par l'escarre déjà décrite. Le long palmaire faisait défaut et le médian gros fut vite découvert lorsque le fascia profond fut incisé. Le nerf fut récliné au dehors pour permettre de mettre à nu les tendons situés au-dessous. La mise à nu de ceux-ci fut faite jusqu'à 1 cm. 1/2 de l'incision transverse de la peau du lambeau. Les tendons furent incisés sur l'étendue de 1 cm. 1/2 et divisés. Les doigts furent étendus et les tendons suturés avec le catgut fin de Hartmann. L'extrémité supérieure de cette incision s'étendait jusqu'à la portion du tendon revêtu de fibres musculaires. Ceci était inévitable, étant donné le désir de garder bien au-dessus de la région un ligament annulaire. Les tendons du fléchisseur profond montraient renflement fusiforme dans leur partie supérieure, dans la région immédiatement voisine de la fracture. Un morceau de ces tendons fut prélevé, ainsi que l'extrémité effilée du fléchisseur superficiel. La peau fut suturée avec un fil de soie et sans drainage. L'avant-bras et la main furent placés sur une attelle antérieure avec le poignet et les doigts entièrement étendus. L'opération fut pratiquée par la méthode hémostatique. La bande élastique resta en place une heure un quart à une heure et demie.

La partie terminale du lambeau par suite de sa gangrène sur une étendue de 1 cm. 1/2 se transforma en escarre, et devint adhérente aux tendons sous-jacents. Comme conséquence, l'action des longs fléchisseurs fut très réduite.

Examen électrique. — Les premières phalanges purent être fléchies par l'action des lombricaux et des interosseux. Mais les troisièmes phalanges restaient en extension. L'enfant pouvait ramasser des objets mais ne pouvait se servir facilement de sa main.

En janvier 1903 l'application des électrodes sur les muscles longs fléchisseurs ne produisit aucun mouvement. Le poignet ayant une tendance à fléchir, une attelle fut appliquée à la partie postérieure de l'avant-bras. Sous le chloroforme les tendons du poignet furent débarrassés des adhérences qu'ils avaient contractées. L'exploration électrique fut de nouveau faite sans plus de résultat qu'auparavant. La malade n'a plus été revue.

Observation 47. — Rowlands (*The Lancet*, 1905, tome II). — Le 27 août 1903. Fillette âgée de 6 ans, se fit une fracture transversale des deux os de l'avant-bras à la région moyenne. Le soir même l'avant-bras était si enflé que le diagnostic rendu difficile de ce fait ne put être certainement posé.

La déformation fut corrigée, l'avant-bras fut placé entre deux attelles en bois recouvertes d'ouate : l'une antérieure, l'autre postérieure. L'enflure augmenta beaucoup. Œdème et congestion de la main et des doigts. En retirant les attelles on trouva des escarres en trois endroits, à la partie antérieure de l'avant-bras, au niveau du scaphoïde et du trapèze, à la face postérieure du radius. Poignet et doigts immobiles. Tout effort est très douloureux. Le 5 octobre 1903, déformation caractéristique d'une paralysie par ischémie. Avant-bras en pronation complète et fixe. Doigts bleus et froids mais non anesthésiés. Sur la face antérieure de l'avant-bras grande escarre de deux pouces sur un, en train de se détacher lentement. Cette escarre atteignait presque le cubitus. Fracture très bien consolidée. Il n'y avait pas de paralysie des petits muscles de la main et des extenseurs quoiqu'ils ne pussent produire que de très légers mouvements de la main et des doigts.

Examen électrique, aucune réaction de dégénérescence. Le 18 novembre la rétraction était devenue considérable. Anesthésie partielle des doigts innervés par le médian. Phlyctènes sur le médius. Engelures sur les autres doigts et seulement sur la main gauche. Le 16 décembre, massage, mobilisation et électrisation, sans aucun résultat pour la motilité et la déformation. Par contre il ne persistait plus d'anesthésie à aucun doigt et la peau était presque normale. Le 14 janvier 1904, main à peu près inutilisable. Le 1er février 1904, opération. Narcose chloroformique. Résection dyaphysaire des deux os de l'avant-bras. Suture au fil d'argent. Dans le radius on fit des trous dans une direction telle que quand le fil fut serré, le fragment inférieur du radius se trouva en demi-pronation. Ainsi fut corrigée la position défectueuse de la main en complète pronation. Opération dura quarante minutes. Le 2 février, il n'y a aucune anesthésie de la peau innervée par le radial. Quatre jours après, les mouvements passifs des doigts furent essayés plusieurs fois par jour, l'enfant fut engagé à remuer ses doigts le premier jour. Après la consolidation des os on pratiqua avec soin la pronation et la supination. Ablation des fils le 12 février.

Le 1er mars. — Amélioration très notable.

Observation 48. — Powers (*Journal American Medical Association*, 1907). — Jeune homme de 17 ans, a reçu, neuf jours avant qu'on l'examine, un coup de poignard à la partie supérieure et externe de l'avant-bras. Légère hémorragie. A l'hôpital on lui appliqua une bande d'Esmarch peu serrée depuis le poignet jusqu'à l'épaule. La bande resta appliquée depuis 9 heures du matin jusqu'au lendemain matin à 10 heures. Légère douleur de l'avant-bras. Enflure de la main. On enleva la bande et sous le chloroforme on fit une opération, on ne sait laquelle. Au réveil le malade trouva son avant-bras dans des attelles maintenues par un bandage ordinaire assez serré. Douleurs à l'avant-bras et à la main. Les attelles furent laissées trois à quatre jours. Lorsqu'on les enleva on trouva des ampoules sur l'avant-bras, le poignet et la main. Œdème modéré de la main. Doigts immobiles.

Le 16 *août* 1905. — Examen : Plaie peu étendue et récemment cicatrisée à la partie antéro-externe de l'avant-bras au-dessous du pli du coude. Main un peu enflée. Paralysie complète de tous les muscles au-dessous du coude. Aucune réaction électrique au courant galvanique ou faradique. Paralysie par ischémie et lésions de compression nerveuse : tel fut le diagnostic.

Massages légers. Courant faradique peu intense. La seule amélioration fut le retour de la sensibilité de l'avant-bras. Le traitement fut toujours continué.

Le 5 *janvier* 1906. — Pas le plus léger retour de la motilité. Mouvements passifs des doigts et du poignet sont possibles Pronation et supination à un faible degré. Atrophie de l'avant-bras. Muscles durs comme des cordes du côté de la flexion. Abolition complète de la réaction galvanique ou faradique dans tous les muscles de l'avant-bras et de la main. Aucune opération ne paraît indiquée. En décembre 1906 le malade était entré dans le service d'un de mes collègues. Avant-bras plus gros et plus fort. Doigts contractés. Main en griffe. Légers mouvements du poignet, insignifiants au niveau du pouce, nuls pour les autres doigts. Mon collègue tenta l'anastomose du médian et du cubital. Les deux nerfs épaissis étaient au-dessous du coude enfouis dans du tissû scléreux. Muscles de l'avant-bras durs et fibreux. Le 13 février 1907, la sensibilité s'est un peu améliorée au niveau de la main. Les mouvements des doigts ne sont pas recouvrés.

Observation 49. — Taylor. *Annals of Surgery* (septembre 1908). — Garçon âgé de 4 ans 9 mois. Fracture de l'extrémité inférieure de l'humérus droit. Appareil plâtré une heure après. Le jour suivant extrémités très douloureuses. Main enflée, cyanosée, couverte de larges phlyctènes. Ablation de l'appareil le septième jour. Il y avait un abcès intéressant la peau et les muscles fléchisseurs, situé juste au-dessous du pli du coude. Contracture du poignet et des doigts en flexion très marquée. L'abcès fut soigné puis le plâtre fut remis. Après quatre semaines l'appareil fut enlevé et l'abcès suppurait encore. Massage, électricité, mouvements forcés. Aucune amélioration. Alors en janvier 1907, pensant à une inclusion du nerf radial dans le cal, je fis une incision sur le trajet de ce nerf et sur le côté externe du coude. Le nerf n'était pas inclus. Le traitement précédent fut continué jusqu'en juin 1907, c'est-à-dire durant treize mois. A cette époque, bon état général. Main bleue et froide. Peau mince et brillante avec troubles trophiques de l'extrémité des doigts, ongles épaissis et rugueux. Le poignet et la main sont rigides. Poignet fléchi à 20°. Main en griffe. Fléchisseurs tendus comme des cordes. Les mouvements actifs du poignet sont absents ; très légers mouvements d'extension des articulations métacarpo-phalangiennes. Les extenseurs se contractent sans pouvoir vaincre la contracture des fléchisseurs. Les doigts ne peuvent être fléchis. Par des mouvements passifs, le poignet peut être complètement fléchi et les doigts peuvent être étendus. Atrophie des interosseux, des éminences thénar et hypothénar.

Opération le 6 juillet 1907. — Incision longitudinale sur le milieu de l'avant-bras. Fléchisseurs superficiels et profonds entièrement fibreux. On les incise pour mettre à nu le nerf médian. Le nerf médian à partir du point où il passe entre les deux chefs du rond pronateur est comprimé, grêle, blanchâtre sur une étendue de 5 centimètres au-dessous de ce point. Au-dessus le nerf est congestionné et épaissi. Le nerf fut dégagé ; le cubital le fut aussi. Les muscles furent suturés. Par la méthode sous-périostée on enleva 2 centimètres de chacun des deux os : pour le cubitus à 5 centimètres de l'extrémité, pour le radius à 7 centimètres. Une fois les os raccourcis, le poignet et les doigts pouvaient être complètement étendus. Le canal médullaire étant trop petit pour employer les tubes d'Elsberg mais ces tubes étant assez larges pour recevoir l'extrémité des os, ils furent fixés sous le périoste. Les os étant engainés, le périoste fut suturé par-dessus au catgut. Le membre fut placé dans une gouttière plâtrée antérieure, les doigts et le poignet complètement étendus. Sept semaines après l'opération, os consolidés. L'appareil enlevé, on commence des mouvements passifs.

En mars 1908, la main est normale comme aspect et comme température. L'extension volontaire des doigts est plus énergique. Il existe une légère flexion des doigts cependant.

Observation 50.— DENUCÉ (*Revue d'Orthopédie*, 1909, page 7). — Enfant de 8 ans. Chute. La main gauche prise sous le corps. Fracture de l'avant-bras. Appareil composé de deux coussins et deux attelles palmaire et dorsale, maintenues par bande de toile.

Le 5 *janvier.* — Un mois après, on enlève l'appareil. Escarres sur les faces de l'avant-bras, superficielles mais suppurant abondamment.

Poignet et doigts fléchis. Mouvements actifs nuls. Tentative de redressement des doigts très douloureuses. Cicatrisation complète en avril. Déformation s'aggrave malgré massages. Cicatrices adhérentes. Muscles fléchisseurs atrophiés et durs.

Avant-bras en demi-pronation. Pouce en adduction. Autres doigts en griffe. Supination impossible. Aucun trouble de la sensibilité. Légère hypo-excitabilité de tous les muscles de l'avant-bras. Aucune réaction de dégénérescence.

Le 6 *juin.* — *Opération.* — Sous le chloroforme. Incision médiane de la face antérieure de l'avant-bras. Nerf médian normal. Section en deux des tendons fléchisseurs, du grand et petit palmaire, cubital antérieur, du long fléchisseur du pouce. Crins enlevés huit jours après. A partir du dixième jour attelle supprimée et mouvements passifs. Le quinzième jour mouvements actifs ; le vingtième, le malade est autorisé à s'amuser librement.

Le 10 *juillet.* — L'enfant peut étendre les doigts, les fléchir et serrer la main avec assez de force. Le pouce a récupéré ses mouvements. L'enfant quitte l'hôpital dans un état aussi satisfaisant que possible.

CONCLUSIONS

1° La rétraction fibreuse des muscles fléchisseurs des doigts et pronateurs de l'avant-bras consécutive à des fractures ou contusions du bras ou de l'avant-bras s'observe presque exclusivement chez les enfants.

2° Elle est provoquée par une ischémie passagère due généralement à un appareil plâtré trop serré.

Cette ischémie détermine la nécrose aseptique de la substance contractile qui fait place à la sclérose.

3° La rétraction des muscles fléchisseurs se caractérise par la flexion permanente des dernières phalanges; les tendons sont comme trop courts et les doigts ne peuvent s'étendre que lorsque le poignet est fléchi.

4° Elle est généralement associée à des troubles nerveux qui compliquent singulièrement le tableau clinique typique (*paralysie, troubles de la sensibilité, troubles trophiques*).

5° Le pronostic d'une pareille lésion est très grave. La maladie ne peut être améliorée que par une intervention chirurgicale (*allongement des tendons ou résection diaphysaire des os de l'avant-bras*).

6° La disparition des mouvements de rotation de l'avant-bras est un symptôme presque constant qui crée une impotence très marquée contre laquelle on devra agir par une intervention spéciale. (*Ténotomie du rond pronateur ; Désinsertion du carré pronateur.*)

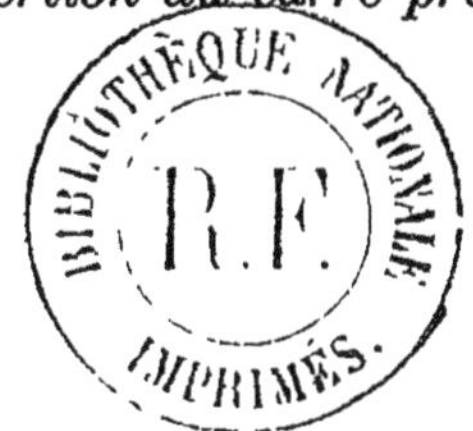

INDEX BIBLIOGRAPHIQUE

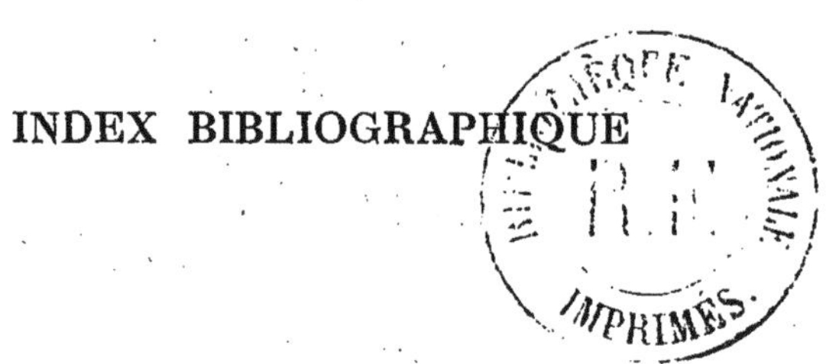

1875. **Volkmann.** — In Traité de chirurgie de Pitha et Billroth (vol. II, n° 2, p. 816).

1879. **Kraske.** — *Centralblatt für chirurgie*, p. 192.

1881. **Volkmann.** — *Centralblatt, für chirurgie*, p. 801.

1884. **Leser.** — Volkmanns. Sammlung. klinik. Vortrag., p. 245.

1885. **Sonnenkalb.** — *Deutsche med. Wochenschrift*, p. 273.

1888. **Petersen.** — *Arch. für klinik. Chirurgie*, vol. 30, p. 675.

1890. **Hildebrand.** — *Deutsche Zeitschrift für chirurgie*, n° 30, p. 299.

Niessen. — *Deutsch. med. Wochenschrift*, n° 35, p. 786.

1891. **Davidsohn.** — Thèse d'Erlangen.

1892. **Pingel.** — Th. de Greifswald.

G. Keferstein. — Th. de Gœttinguen.

1896. **Henle.** — *Centralblatt für chirurgie*, n° 19.

1898. **Johnson.** — *The Lancet*, n° 1, p. 722.

Davies-Colley. — *Guy's-Hospital Gazette*, n° 15.

1899. **Clarke.** — Orthopedic Surgery, p. 49.

1900. **Page.** — *Lancet*, n° 1, p. 83.

Littlevood. — *Lancet*, n° 1, p. 291.

Bernays. — *Boston medical and surgical Journal.*

1901. **Barnard.** — *Lancet*, n° 1, p. 1138.

Wallis. — *The Practitionner*, p. 429.
Vallas. — *Bulletins de la Soc. de chir. de Lyon*, 1900-1901, p. 67.
1902. **Dudgeon**. — *Lancet*, n° 1, p. 78.
Ward. — *Lancet*, 8 février, p. 372.
Pelossier. — Th. de Lyon, 1902-1903.
1903. **Edington**. — *Glascow med. Journal*, p. 417.
Patel et **Vianney**. — *Gaz. des Hôp.*, p. 541.
Martin. — Congrès de chirurgie, p. 934.
Nové-Josserand. — *Bul. Soc. Ch. Lyon*, 1902-1903, p. 3.
1904. **Schramm**. — *Wiener med. Wochenschrift*, 2 juillet.
1905. **Rowlands**. — *The Lancet*, p. 1168.
1906. **Cheinisse**. — *Semaine médicale*, p. 541.
1906. **Fergusson**. — *Annals of Surgery*, p. 609.
1907. **Powers**. — *Journ. American med. Ass.*, p. 759.
1908. **Taylor**. — *Annals of Surgery*, septembre.
Denucé. — *Compt. rend. Soc. m. et ch. de Bordeaux*, juillet 1908.
Purves-Stewart. — Hosp. London, 1908, 25 janv., p. 450.
1909. **Denucé**. — *Revue d'orthopédie*, p. 1.

Cornil et Ranvier. — Histologie pathologique.
Richet. — Dictionnaire de physiologie, p. 393.
Rieffel. — In Le Dentu-Delbet, II, p. 122.
Journal de chirurgie, décembre 1908.

Imprim. des Facultés A. MICHALON, 10, rue de Vaugirard, Paris

www.ingramcontent.com/pod-product-compliance
Ingram Content Group UK Ltd.
Pitfield, Milton Keynes, MK11 3LW, UK
UKHW021204220726
13924UKWH00003B/1326